ARTE DE NUTRIR
NAS GRANDES CIDADES

Yvonne Margonari

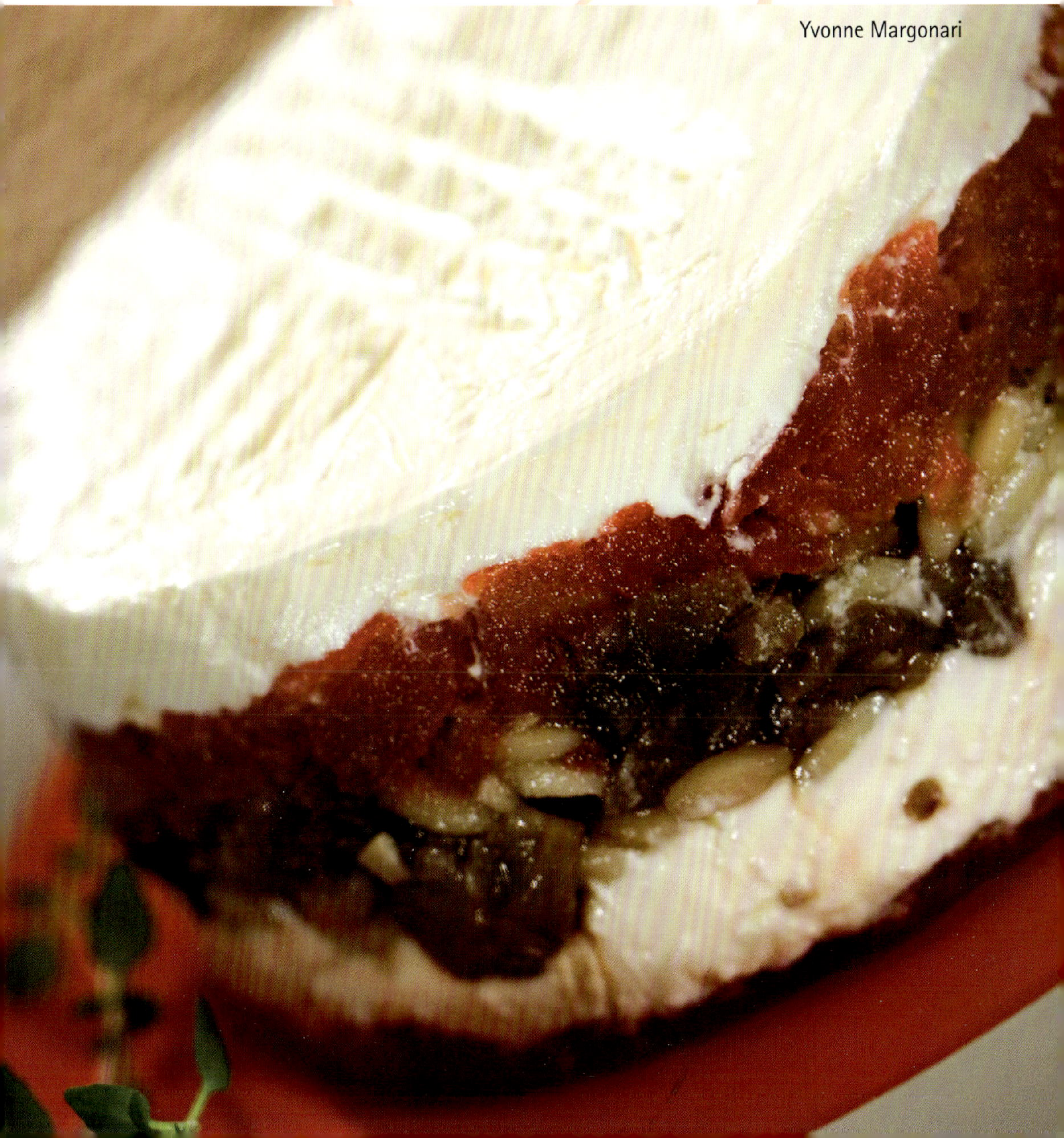

Para os que têm a cabeça
nas estrelas e...
os pés no chão!

YVONNE MARGONARI

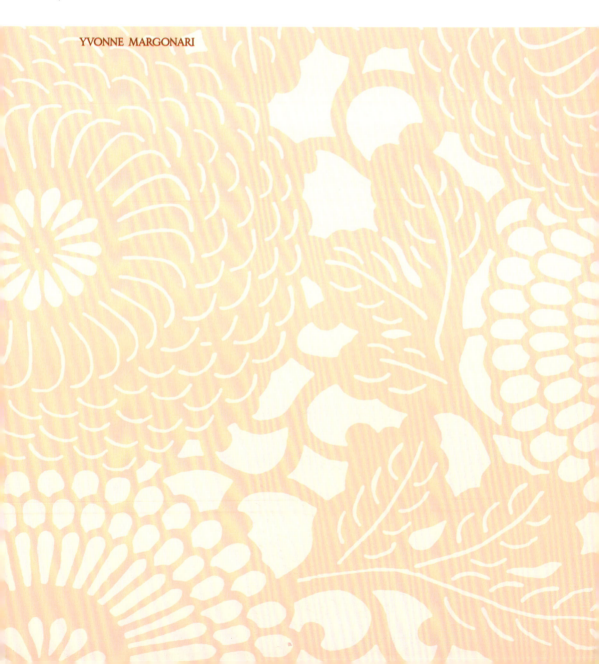

ARTE DE NUTRIR
NAS GRANDES CIDADES

MinhaEditora

"Não esquentarei um forno
tão quente para o meu inimigo,
que eu mesmo possa
sair chamuscado."

WILLIAM SHAKESPEARE

BIBLIOGRAFIA
LAR LAPEANO DE SAÚDE. *Receitas da Lapinha: alimentação para uma vida saudável*. Barueri: Manole, 2002.
FLINT, I. *O poder curativo das vitaminas*. São Paulo: Terra, 1998.
CURCELLI, A. M. *Cozinhando sem crueldade*. São Paulo: Colcha de Retalhos, 1998.

MinhaEditora

OUTRAS REFERÊNCIAS
Cursos e seminários:
KSA – SHAKTI ASHRAM de Campos do Jordão – professor IGAL FLINT, nutrólogo
Curso sobre nutrição – Universidade Anhembi Morumbi

CRÉDITOS
Projeto gráfico, diagramação e capa: Rex Design
Fotos: Eduardo Barcellos - Fotocontexto

Dados Internacionais de Catalogação na Publicação (CIP)
(Câmara Brasileira do Livro, SP, Brasil)

Margonari, Yvonne
Arte de nutrir nas grandes cidades /
Yvonne Margonari. -- Barueri, SP: Minha Editora, 2009.

Bibliografia.
ISBN: 978-85-98416-73-1

1. Alimentos 2. Nutrição I. Título.

CDD-613.2
08-07672 NLM-QU 145

Índices para catálogo sistemático:
1. Alimentos : Nutrição aplicada : Ciências médicas 613.2

1ª edição - 2009

Editora Manole Ltda.
Av. Ceci, 672 - Tamboré
06460-120 - Barueri - SP - Brasil
Tel: (11) 4196-6000 - Fax: (11) 4196-6021
www.manole.com.br
info@manole.com.br
Impresso no Brasil
Printed in Brazil

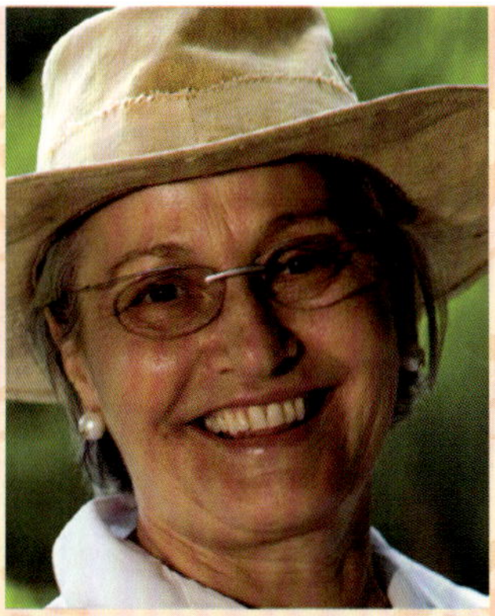

YVONNE MARGONARI

Nascida na cidade de São Paulo, em 17 de dezembro de 1937, cresceu em São Bernardo do Campo, descendente de família italiana apreciadora da boa culinária.
É professora aposentada da escola municipal, onde sempre teve o prazer de ensinar.
Hoje a sua principal atividade lucrativa é realizada em uma propriedade rural na região de Holambra, onde produz café gourmet, laranja *in natura* para exportação e cultiva horta orgânica para a propriedade rural.
Desde adolescente colecionou receitas culinárias. Mãe de dois filhos, tenta deixar para as próximas gerações sua filosofia no consumo de alimentos saudáveis como meio da cura dos muitos males que atingem nossa vida cotidiana.
Desde o falecimento de seu marido em 1993, começou a se definir pelo caminho do lado saudável da culinária, cultivando o bom gosto da mesa frugal.
Possui vasto conhecimento na área, o qual foi utilizado como base na sua pesquisa para ser uma naturista de primeira linha, com relação à saúde, através da alimentação. Seu conhecimento e sua criatividade geraram receitas saudáveis sem deixar de serem agradáveis ao paladar. Participou de oito cursos, de variados temas de saúde, com o professor Igal Flint, higienista, nutrólogo e toxicologista, com quem sempre se orientou.
Cursou um ano da Faculdade de Nutrição da Universidade Anhembi Morumbi.
É adepta da ioga há treze anos, com a qual aprendeu a se desfazer de posturas negativas, usufruindo dos benefícios da vitalidade e da saúde, combatendo o estresse e o envelhecimento precoce que a idade nos prepara; mantendo a boa postura, a elegância corporal e o bem-estar geral.

Para mais informações, acesse o site: www.artedenutrir.com

SUMÁRIO

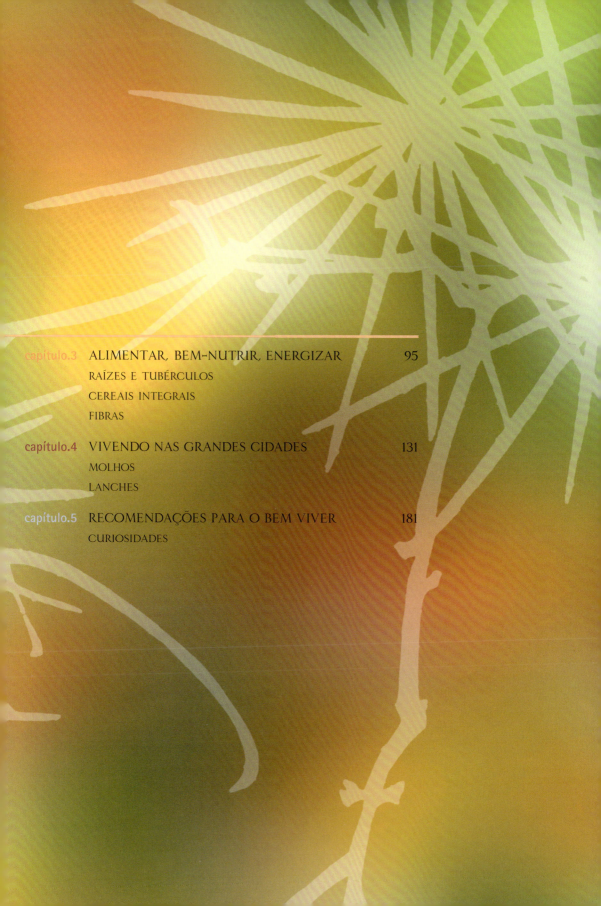

introdução

COMO USAR ESTE LIVRO

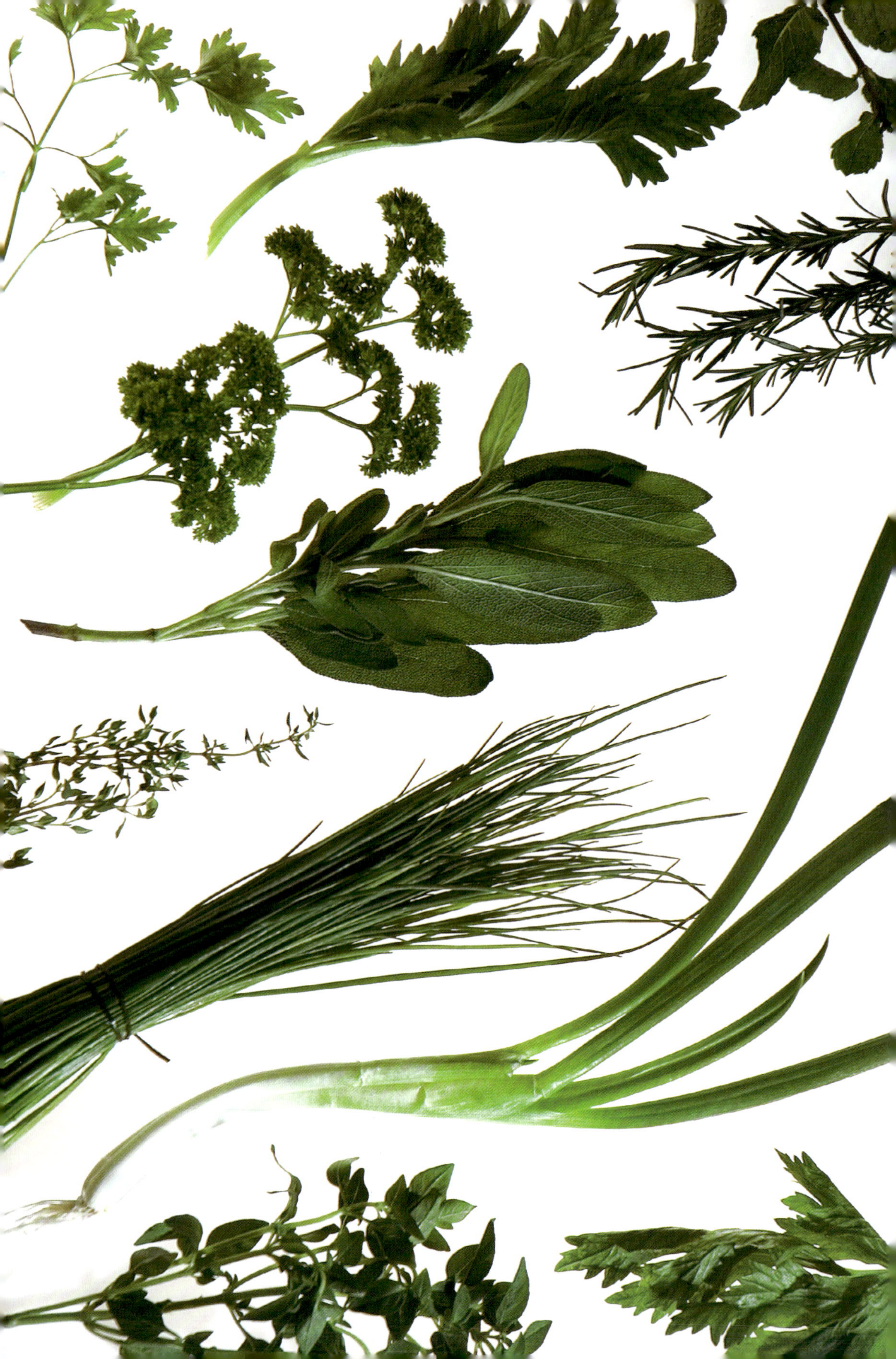

A ARTE DE NUTRIR

A cozinha é um reino à parte, onde imperam homens e mulheres especiais, inspirados em memórias de aromas, sabores, especiarias e comidas recém-tiradas do forno.

Providenciar, compartilhar e levar em conta o que se preparou com reverência e amor fazem o convidado se encantar com uma mesa rica, farta e saudável que o encanta e o leva a degustar.

Para alguns, novos sabores, como comidas regadas com azeite, gergelim, ervas frescas, açafrão, gengibre etc., tornam a refeição um acontecimento; esse é o apreço pela saúde e generosidade. Um pouco de ousadia no preparo de uma receita é fundamental – sim, o importante não é segui-la literalmente, mas se orientar pelos sentidos ou pela combinação dos fundamentos higienistas; enfim, exercer a própria expressão da alma na arte de nutrir!

A decisiva atitude de corrigir a alimentação leva-nos a evitar doenças que, entre outras coisas, causam deficiências orgânicas, circulatórias, digestivas, bem como as que atingem os sistemas ósseo e nervoso.

Damos como exemplo o uso do arroz branco na alimentação dos seres humanos e o farelo de cereais utilizado na alimentação dos animais.

O arroz branco é extremamente pobre em substâncias nutritivas, enquanto o farelo de cereais é altamente nutritivo!

Percebemos a negligência das pessoas com relação ao seu desenvolvimento físico e à sua saúde na medida em que elas utilizam alimentos altamente processados, inúteis para o organismo. Em contrapartida, dão aos animais alimentação de alta qualidade nutritiva.

Invertamos a situação e pensemos como seriam os bezerros se fossem nutridos somente com alimentos processados, refinados... É de vital importância cuidarmos da alimentação, provendo-a com qualidade para que, naturalmente, o corpo, a alma e o espírito se integrem em harmonia, num ritmo sincrônico, nas várias etapas do desenvolvimento.

A boa saúde reflete o bom viver, tanto espiritual como físico; portanto, a alimentação saudável e objetiva permite-nos buscar um panorama espiritual sustentado.

A alimentação objetiva leva o homem a atingir o seu desenvolvimento integral, além de refletir sobre o que é bom e o que não é para o seu organismo e sua alma; dessa forma, ele passa a perceber sua real integração com todo o Universo!

Yvonne Margonari

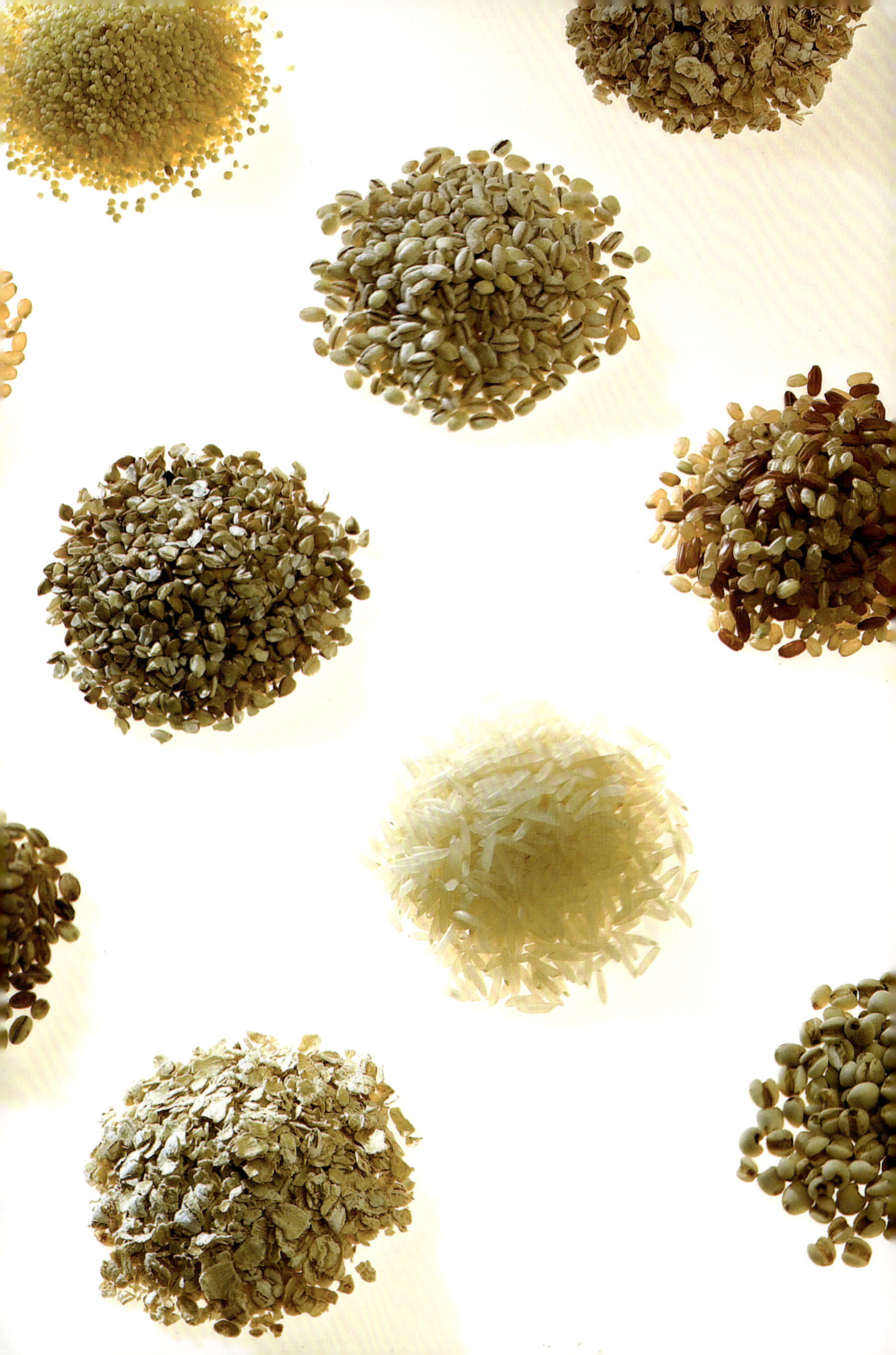

INSTRUÇÕES GERAIS PARA TODAS AS RECEITAS

• O **rendimento médio** das receitas é de 4 a 6 porções.

• A quantidade dos ingredientes está em xícaras e colheres, padrões utilizados internacionalmente e que facilitam a execução das receitas no dia-a-dia. Uma dica interessante é ter um medidor-padrão na cozinha (que traz xícara, 1/2 xícara, 1/3 de xícara, colher de sopa e colher de chá), desses vendidos em supermercados e lojas de utensílios culinários.

• Fique à vontade para utilizar os **temperos** de sua preferência, assim como a quantidade de sal e condimentos. Conforme o tipo de proteína de soja, também conhecida como PVT (proteína vegetal texturizada), haverá mudança no tempo do preparo.

Há dois tipos de PVT:
Fina – formada por flocos miúdos. Deve ser hidratada em água morna por 5 minutos.
Grossa – formada por flocos do tamanho de uma azeitona. Deve ser hidratada em água morna por 30 minutos.
Em ambas, é opcional adicionar algumas gotas de limão e, antes de usá-las, espremer, eliminando o excesso de água.

TABELA DE EQUIVALÊNCIAS DE MEDIDAS E PESOS

Ingredientes	xícara (chá)	colher (sopa)
Açúcar mascavo	200 g	13 g
Água, leite, sucos	250 g	16 g
Amêndoas, nozes ou castanhas picadas	110 g	10 g
Aveia	75 g	8 g
Azeite ou óleo	190 g	12 g
Chocolate ou cacau em pó	110 g	10 g
Farinha de castanhas	120 g	11 g
Farinha de rosca	75 g	8 g
Farinha de trigo integral	145 g	12 g
Manteiga ou margarina	220 g	20 g
Mel	190 g	12 g

1 xícara (chá) = 16 colheres (sopa)

1 colher (sopa) = 3 colheres (chá)

• **Como esterilizar o sal marinho:** coloque o sal numa forma refratária e leve ao forno quente por 5 minutos. Esse procedimento serve para eliminar os fungos do sal.

• **Como preparar a manteiga *ghee* para consumo diário e uso nas receitas:** coloque em uma panela 2 a 3 pacotes de manteiga de sua preferência. Leve ao fogo brando para derreter. No processo, vai se formar uma espuma amarelada (sebo que entope as artérias). Ela deve ser retirada totalmente com uma escumadeira.
Restará somente a parte líquida. Despeje numa vasilha com tampa e leve à geladeira para endurecer.

• **Como tostar os cereais integrais:** coloque o cereal escolhido numa panela sem óleo e sem água. Deixe tostar em fogo brando, mexendo por 5 minutos, para neutralizar o ácido fítico, presente em sementes, cereais e legumes. Esse ácido impede o organismo de absorver o cálcio, o zinco e o ferro existentes nesses alimentos. A partir daí, seguir qualquer receita.

• Todo **queijo**, antes de ser ingerido, deve ser derretido para eliminar micróbios e parasitas.

• Muitos **vegetarianos** não consomem ovos. Se esse for o seu caso, cada ovo nas receitas pode ser substituído por uma colher de sopa de amido de milho ou fécula de batata.

LISTA DE TODAS AS RECEITAS

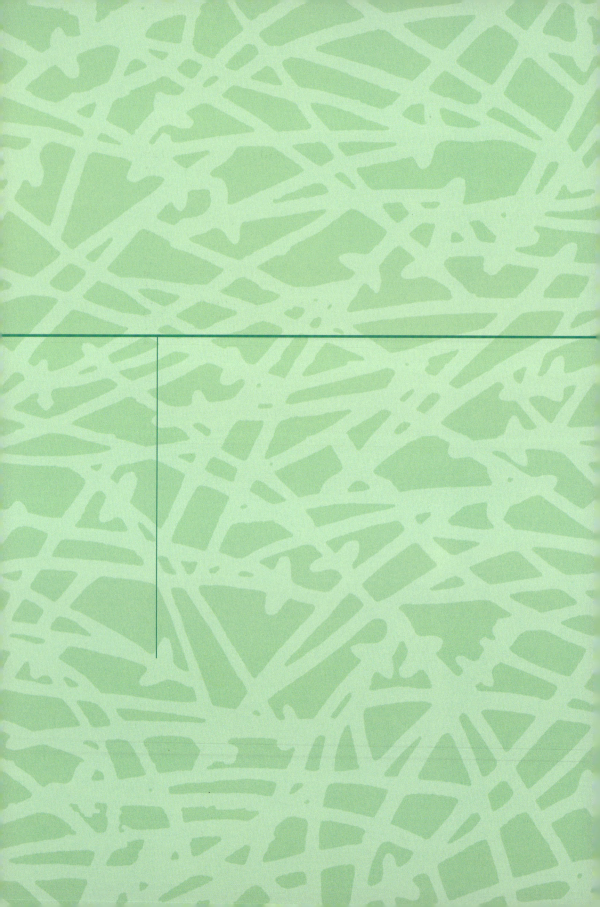

capítulo 1

LIMPAR E DESINTOXICAR

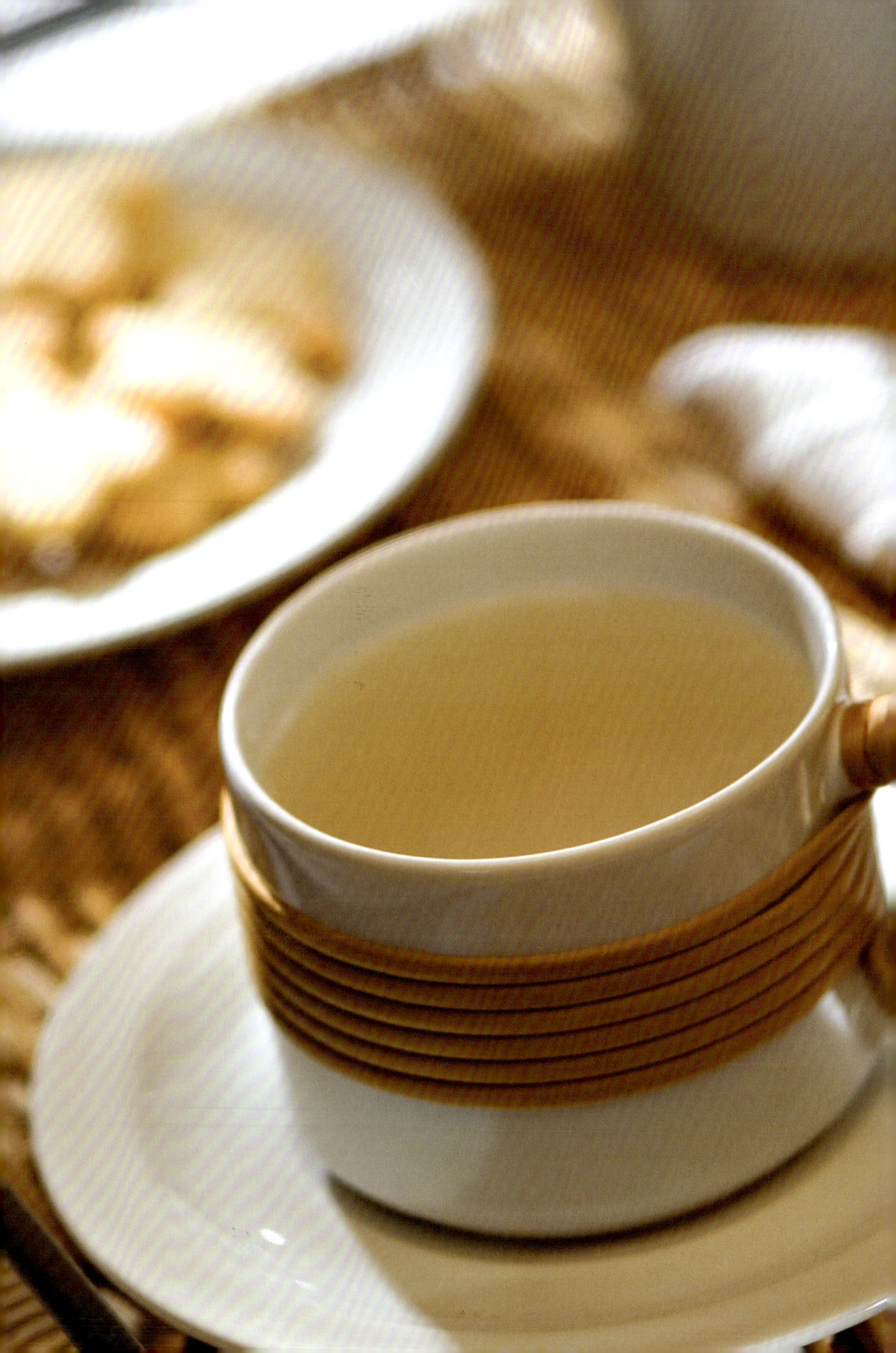

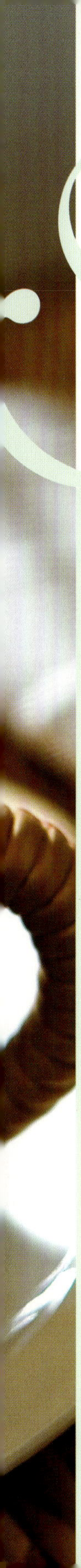

SISTEMAS ALIMENTARES

Uma boa alimentação é aquela que irá nutrir e vitalizar o organismo e, ao mesmo tempo, favorecer a digestão, deixando o mínimo de resíduos para estimular a eliminação. A saúde é um estado de equilíbrio dinâmico entre corpo, energia, parte emocional e mente. Deve-se evitar ficar nos extremos, pois estes causam desequilíbrio no organismo. O segredo é ter habilidade em usar os alimentos. O que se come é importante – e como e quando se come também. Em momentos de nervosismo ou estresse, é ideal adiar a alimentação, tomando apenas água ou chá. E não é indicado comer após as 18 horas: é o momento de o fígado fazer a limpeza (anabólica).

A saliva possui uma enzima, a ptialina, para facilitar a pré-digestão dos alimentos que contêm amidos. Quando se come farináceos, é importante fazer 30 mastigações. É essencial insalivar qualquer alimento para integrar-se a ele. Daí a recomendação tradicional: beber o sólido e mastigar o líquido.

Os alimentos fisiológicos hidratam e nutrem. Alguns exemplos:
Frutas frescas
Frutas desidratadas
Frutos oleaginosos
Verduras cruas e legumes semicozidos
Tubérculos e raízes
Cereais
Leguminosas
Leite e queijo de cabra

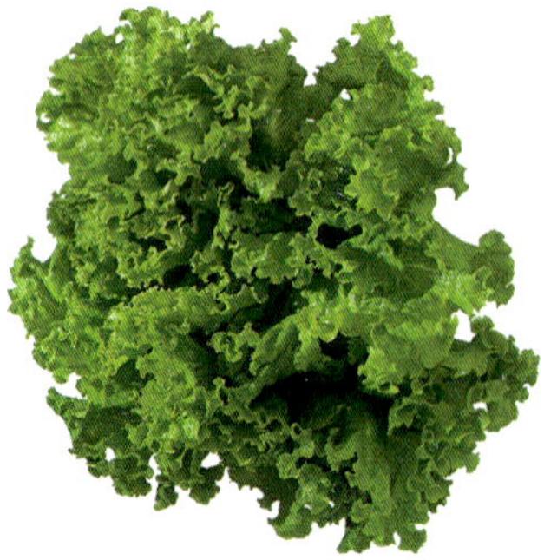

TIPOS DE SISTEMAS ALIMENTARES

- Carnívoro: baseado em carne, portanto, há hormônios, anabolizantes e antibióticos presentes nesse alimento.
- Onívoro: come-se de tudo, não há preferências alimentares.
- Cerealismo: macrobiótico: baseia-se em alimentos das energias opostas *yin* (frio) e *yang* (quente).
- Vegetarianismo: não inclui carne, mas tem ovos e leite.
- Vegetalianismo: exclui ovos e carne, inclui leite.
- Vegetarismo: só o reino vegetal entra no cardápio.
- Naturismo: come-se tudo orgânico, o mais natural possível.
- Crudívoro: come-se só alimentos crus, frutas (só usar como forma de cura).
- *Vegan*: só aceita o que provém do reino vegetal (os adeptos não utilizam nem artigos de couro).
- Higienismo: preocupa-se com a limpeza e purificação do organismo.
- Flexitarianismo: adota o vegetarianismo como um estilo saudável de vida, mas aceita refeições ocasionais à base de peixe, ave de caça ou carne.

A ALIMENTAÇÃO E OS CINCO ÓRGÃOS DE LIMPEZA

Cuide cada semana de um órgão. Veja os sentimentos e as emoções a que cada um deles está ligado e confira, a seguir, como proceder à limpeza de alguns órgãos.

Fígado: raiva. Quando se está com o cenho franzido, é sinal de que o fígado está intoxicado.

Vesícula biliar: frustração pessoal.

Intestino grosso: tensão, preocupação.

Intestino delgado: mágoa.

Estômago: teimosia (determinação sem percepção é teimosia).

Pulmões: tristeza.

Coração: alegria.

Rins e bexiga: medo, autocrítica.

Rins e bexiga

Periodicamente, fazer limpeza com suco de melancia sem água, tomando 1 copo a cada meia hora durante o dia. A melancia é diurética e laxativa. Nesse dia, alimentar-se com purê de batata ou papa de arroz, maçã assada, lactobacilos fermentados.

Fígado

De manhã, ao acordar, beber água morna com limão. Dessa forma, e evitando abusar de gorduras, em três meses se desintoxica o fígado. O suco de cenoura e gengibre também auxilia a limpeza.

Intestino grosso

Quando se come alimentos cozidos com freqüência, o intestino não dilui o bolo alimentar nem aproveita os nutrientes. Para prevenir esse estresse alimentar, é preciso equilibrar a ingestão de comidas cruas e cozidas.

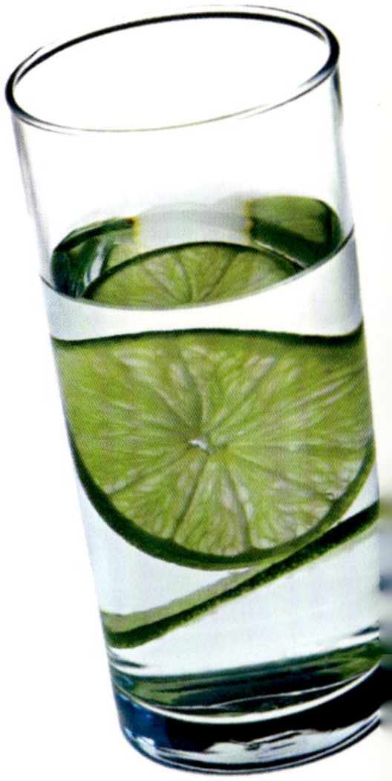

Pulmões

Tomar 5 copos diários de chá de raiz de lótus. Além disso, praticar respiração e caminhar diariamente por 1 hora para evitar a atrofia desses órgãos.

Pele

A pele se desintoxica no banho. É preciso, ainda, tomar sol para sintetizar a vitamina D.

SINAIS DE MÁ ALIMENTAÇÃO

Pálpebras inchadas ou grudadas, olhos vermelhos ou amarelos, vista turva, necessidade de assoar o nariz, nariz tapado, boca seca, vontade de tossir ou cuspir, mau hálito, dor no couro cabeludo, dores de cabeça, de estômago, de barriga ou em outras partes do corpo, sensação de peso, rigidez e fraqueza nas articulações e nos músculos, problemas de pele e cabelos, tontura, cansaço geral, etc.

DICAS SAUDÁVEIS

Deixe o prato colorido. Folhas verdes, repolho roxo, pimentões amarelos, tomates vermelhos, gomos de laranja, lentilhas marrons, feijões-brancos – e muito mais: quanto maior a combinação de cores, mais vantagens para sua saúde.

Prefira os integrais. Dê mais espaço aos alimentos naturais e integrais, em substituição aos industrializados, não importa o quanto eles sejam enriquecidos ou fortificados com nutrientes.

Enxágüe suas células. Essencial para quase todos os processos do organismo, a água é um nutriente indispensável.

Privilegie as boas gorduras. Use as monoinsaturadas, como o azeite, e as gorduras ômega-3 e 6 das castanhas e do óleo de girassol.

Mastigue mais vezes, mexa-se mais. Essa é a regra para quem quer ficar saudável.

Ponha os orgânicos na mesa. Esses alimentos não são contaminados com agrotóxicos ou impregnados de hormônios.

Conheça o valor dos alimentos. Quem se informa – sem exageros – tem chances de fazer escolhas melhores. Saber os principais nutrientes dos alimentos que entram no seu cardápio ajuda nessa tarefa. Confira a lista vital fisiológica apresentada a seguir:

- Coma pelo menos 60% de alimentos crus. Isso deixa o organismo perfumado. É por isso que o vegetariano por excelência cheira a fruta.
- Leite e derivados aumentam o cheiro de suor. Para inibir os odores, pode-se passar bicarbonato de sódio nas axilas.
- Nada de desodorantes que bloqueiam a transpiração: ela deve ser natural, para eliminar as toxinas produzidas no corpo.

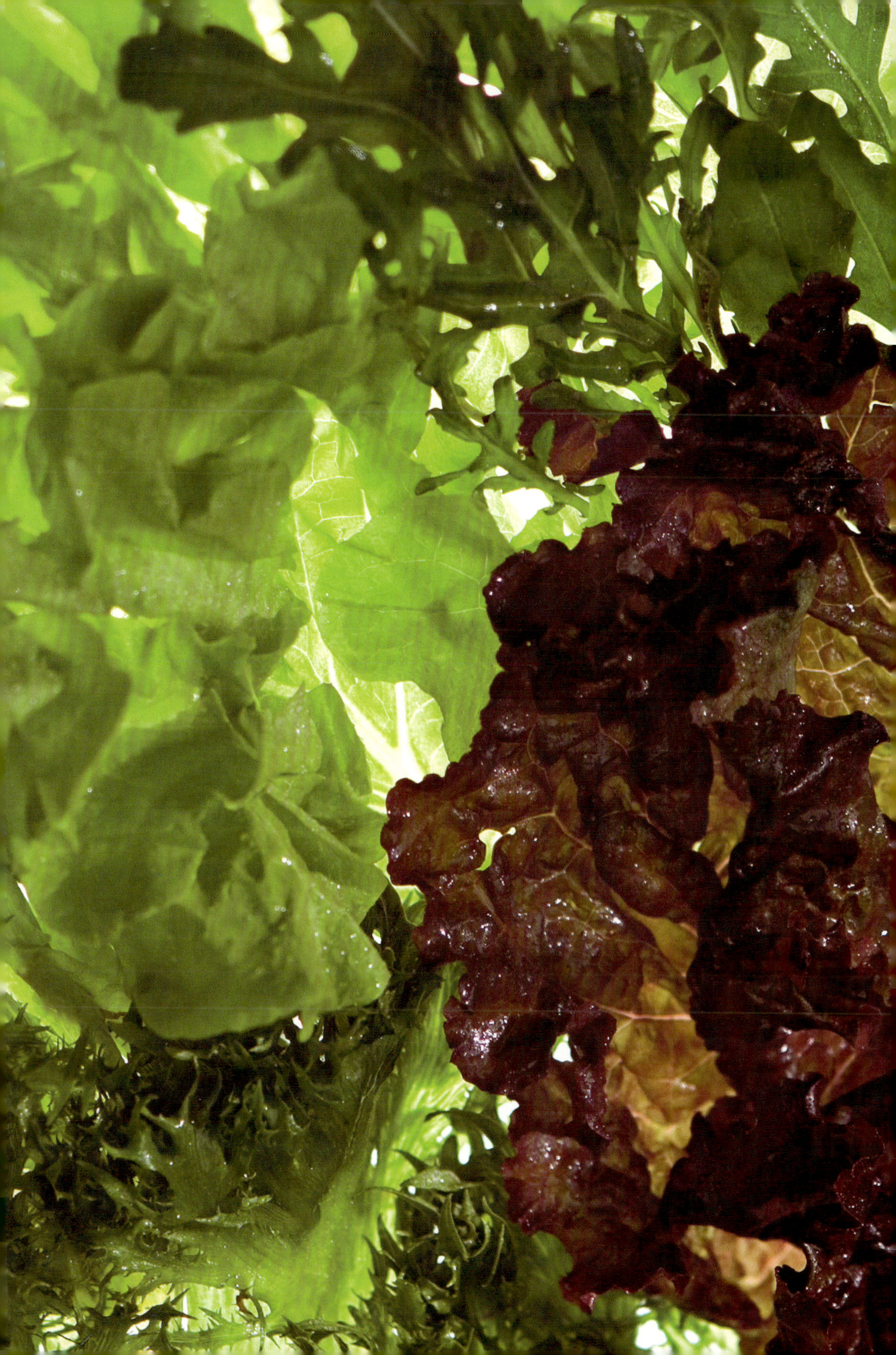

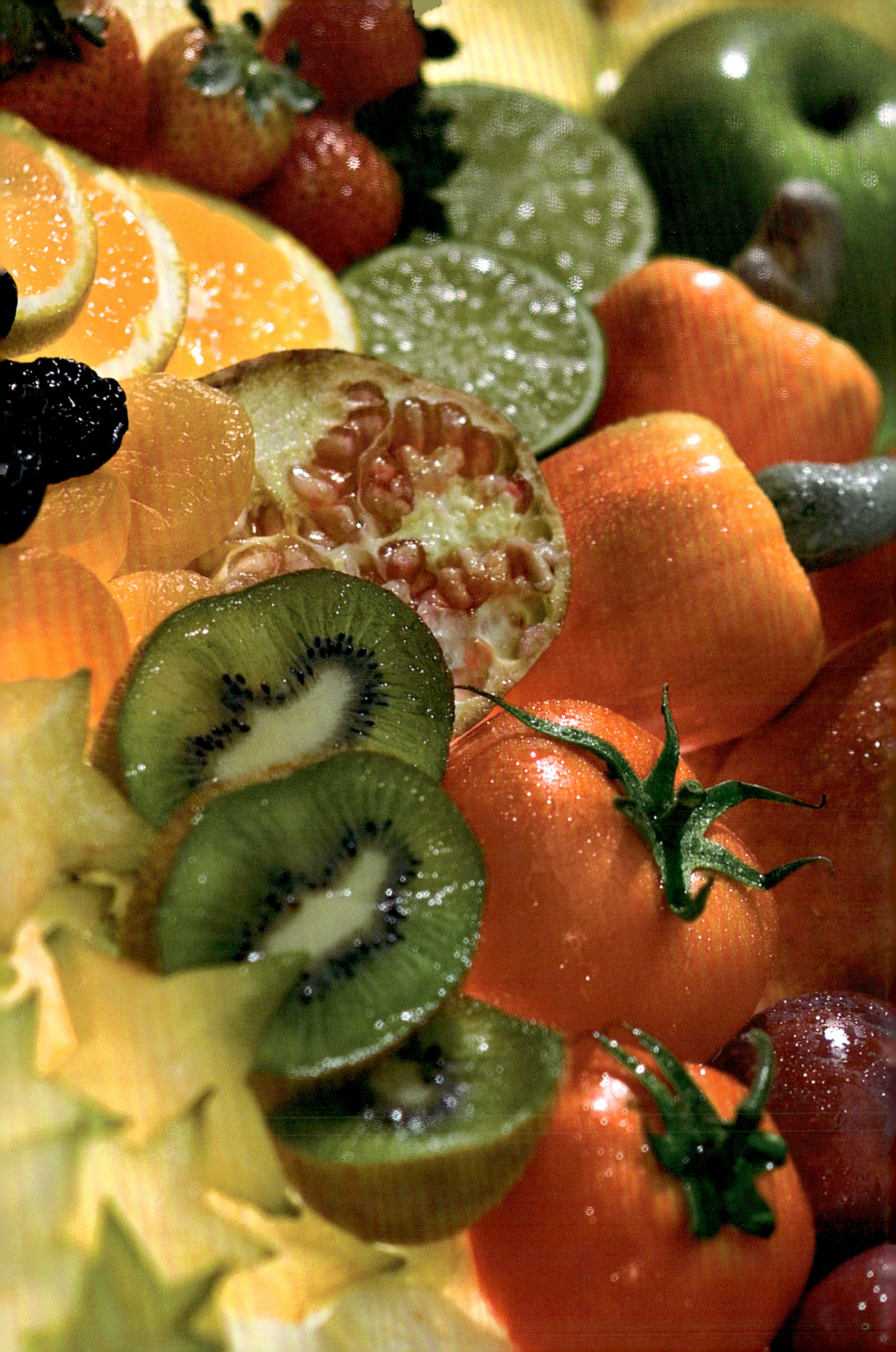

ALCALINIZAR COM FRUTAS

Qualquer alimento deposita cinzas no organismo depois de ter sido utilizado. Essas cinzas podem ser ácidas ou alcalinas. Quem come alimentos acidificantes por muito tempo armazena cinzas ácidas nas células e esgota as reservas alcalinas do corpo.

Os alimentos são, geralmente, classificados como ácidos ou alcalinos baseados no resíduo que eles deixam no corpo depois de metabolizados.

Os germes agem em meios ácidos degenerando o organismo. Acidez significa doença.

Ela gera irritação crônica, câncer, neurites, nevralgia, reumatismo, condições artríticas e outros distúrbios. As articulações e o pescoço doem, há dificuldade em se locomover. Além disso, quando a acidez predomina no corpo, as vitaminas não são aproveitadas.

Os estados emotivos violentos e o cansaço produzem resíduos ácidos, que devem ser neutralizados pelas bases alcalinas encontradas nas frutas.

Normalmente, o corpo possui as reservas de alcalinidade que podem ser usadas para combater o excesso de acidez produzido por pensamentos negativos, raiva, estresse, atividade física muito intensa, situações-limite (como guerras, desastres, crises), depressão, más notícias e filmes violentos.

É de acordo com o alimento ingerido que se mantém o equilíbrio correto. O cardápio ideal tem um grau elevado de alimentos alcalinizantes e poucos alimentos que criam acidez.

O efeito de comer diariamente 80% de alimentos alcalinos e 20% de alimentos formadores de acidez vai muito além de simplesmente melhorar a saúde e a resistência.

Esse balanceamento fecha as portas ao estresse e traz à tona sentimentos positivos e uma sensação de continuidade, de fluidez da vida – a mesma alcançada por meio da prática de ioga, *tai chi*, oração, meditação. A alcalinidade é vívida, iluminadora. Já a acidez cria uma influência mais pesada, densa e materialista.

IDEAL ALCALINO PARA UMA VIDA SAUDÁVEL

- Tomar sol entre 6 e 9h.
- Comer vegetais crus, que possuem enzimas para fazer a digestão. A chicória, por exemplo, estimula o metabolismo e depura o sangue. É diurética, laxativa e purificadora.
- Comer dois tipos de frutas, um tipo de proteína e um tipo de carboidrato por dia.
- Não misturar proteínas e carboidratos na mesma ocasião. O ideal é, por exemplo, comer o feijão (proteína) antes e o arroz integral (carboidrato) depois, sem misturá-los no prato.
- Comer frutas como refeição principal e não como sobremesa. Evitar combiná-las com outros alimentos, pois isso causa fermentação e inibe a construção de músculos bem desenvolvidos. Pode-se almoçar frutas, jantar frutas. Uma refeição de frutas hidrata, nutre e perfuma.

ALGUNS ALIMENTOS ACIDIFICANTES

Alimentos quimicamente conservados, arroz, carnes vermelhas, chocolate, doces, feijões, frituras, trigo, vinagre.

ALGUNS ALIMENTOS ALCALINIZANTES (QUE NEUTRALIZAM A ACIDEZ)

Frutas

abacate	maçã
abacaxi	manga
amora	melancia
banana	morango
coco	passas
figo	pêra
goiaba	pêssego
grapefruit	tâmara
laranja	tomate
limão	uva

Verduras e legumes

abóbora	chicória
agrião	cogumelo
aipo (salsão)	couve-flor
alcachofra	couve manteiga
alface	couve-rábano
alho	dente-de-leão
alho-poró	escarola
aspargo	espinafre
berinjela	nabo
beterraba	pepino
brócolis	pimentão
broto de bambu	pupunha
cebola	repolho
cenoura	salsa

Outros

amêndoa
azeitona
mel
castanha-do-pará
castanha portuguesa
leite de soja
painço

A melancia e o melão não devem ser misturados a outras frutas, por serem de digestão mais lenta. Uma sugestão é consumir uma dessas duas frutas no meio da manhã ou da tarde. A polpa da melancia tem sais minerais e fibras. A casca, além de betacaroteno (substância precursora da vitamina A), potássio e zinco, possui sílica, que melhora pele, cabelos e unhas. O melão também é rico em sais minerais. A camada branca, próxima da casca, é fonte de zinco, potássio e iodo, além de conter enzimas digestivas.

FRUTAS ÁCIDAS

As frutas compõem uma refeição separada: café-da-manhã, almoço, lanche e jantar.

As frutas ácidas devem ser comidas maduras, nunca verdes. Elas só combinam entre si (exemplo: kiwi com morango). Nunca se deve misturar uma fruta ácida com outra que não seja ácida. Elas são os alimentos que fazem depósitos de cinzas (álcalis) de maior alcalinidade.

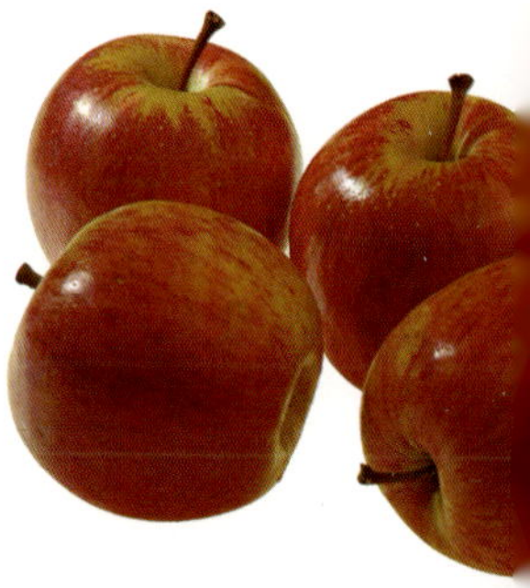

Quando os álcalis são liberados de sua combinação com os ácidos, dão valiosa contribuição às reservas alcalinas do corpo. O fato de um alimento conter certo tipo de ácido não o torna um alimento formador de ácidos. O *grapefruit* (toranja), o limão e a laranja contêm ácidos cítricos; a maçã possui ácido málico; a uva tem ácido tartárico. Esses ácidos são inofensivos e até benéficos. São oxidados nas células do corpo e exalados pelos pulmões como gás carbônico. A tangerina, com alto teor de açúcar e baixa acidez, fornece vitaminas B_1 e C.

É comum culpar as frutas ácidas pela sensação de empanturramento, às vezes acompanhada de dores abdominais. Mas o sabor ácido nada tem a ver com a formação de acidez. As frutas de gosto ácido deixam no corpo resíduos alcalinos que, pela oxidação, se tornam fontes de energia e permitem absorver melhor as vitaminas dos alimentos. Só se pode dizer que as frutas ácidas "geram acidez" quando não as combinamos corretamente.

O morango possui substâncias que combatem o envelhecimento precoce e diversos tipos de doença. Essa fruta é rica em potássio e ferro, além de ser uma incrível fonte de açúcares naturais. Mas são necessários alguns cuidados ao consumi-la, por causa dos resíduos de agrotóxicos. Para eliminar esses resíduos, deixe de molho por 15 minutos em uma solução de 1 litro de água com 1 colher (sopa) de bicarbonato de sódio e depois enxágüe bem e seque, antes de utilizar.

As frutas ácidas combinam entre si, com alguns legumes e verduras, e também, com o abacate. Portanto, todas as frutas ácidas combinam com frutos oleaginosos e sementes.

ABACAXI	AMEIXA FRESCA	AMEIXA SECA	CAJU
CARAMBOLA	DAMASCO	KIWI	LARANJA
LIMA-DA-PÉRSIA	LIMÃO	MAÇÃ FUJI	MAÇÃ VERDE
MANGA COQUINHO	MANGA ESPADA	MARACUJÁ	MORANGO
ROMÃ	TANGERINA	TOMATE ORGÂNICO	

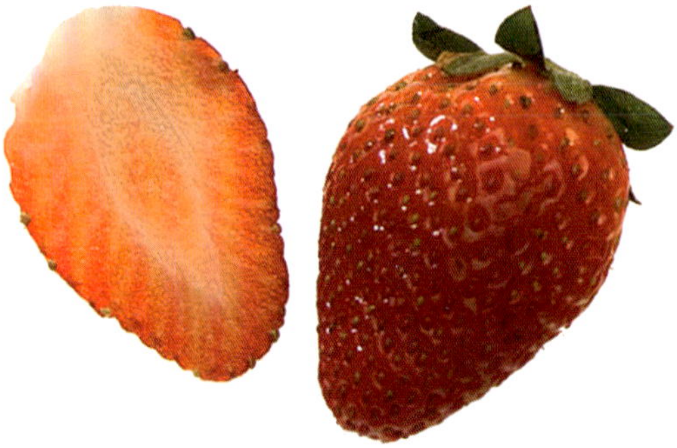

PANACHÉ DE FRUTAS E LEGUMES

INGREDIENTES

1 fatia de abacaxi picada
1 maçã Fuji picada
2 damascos picados
1 maçã verde picada
1 xícara (chá) de alface rasgada
1 xícara (chá) de fatias de pepino com casca
2 xícaras (chá) de brócolis
Salsinha picada a gosto
Salsão picado a gosto
1/2 xícara (chá) de pimentão vermelho picado (opcional)
1/2 limão pequeno
1 pote (200 g) de iogurte de leite de cabra

MÉTODO

Numa saladeira, misture todos os ingredientes.
Sirva com **Maionese de Abacate** (ver receita na página 156).

JARDINEIRA DE FRUTAS ÁCIDAS COM FOLHAS VERDES*

INGREDIENTES

1 xícara (chá) de salsão picado
1 xícara (chá) de repolho cru picado
1 xícara (chá) de floretes de brócolis
1 xícara (chá) de tomate orgânico picado
1 xícara (chá) de manga espada picada
1 xícara (chá) de abacaxi picado
1 xícara (chá) de maçã picada

MÉTODO

Num recipiente, misture os ingredientes e sirva em tigelas individuais.
* *Esta é uma receita higienista.*

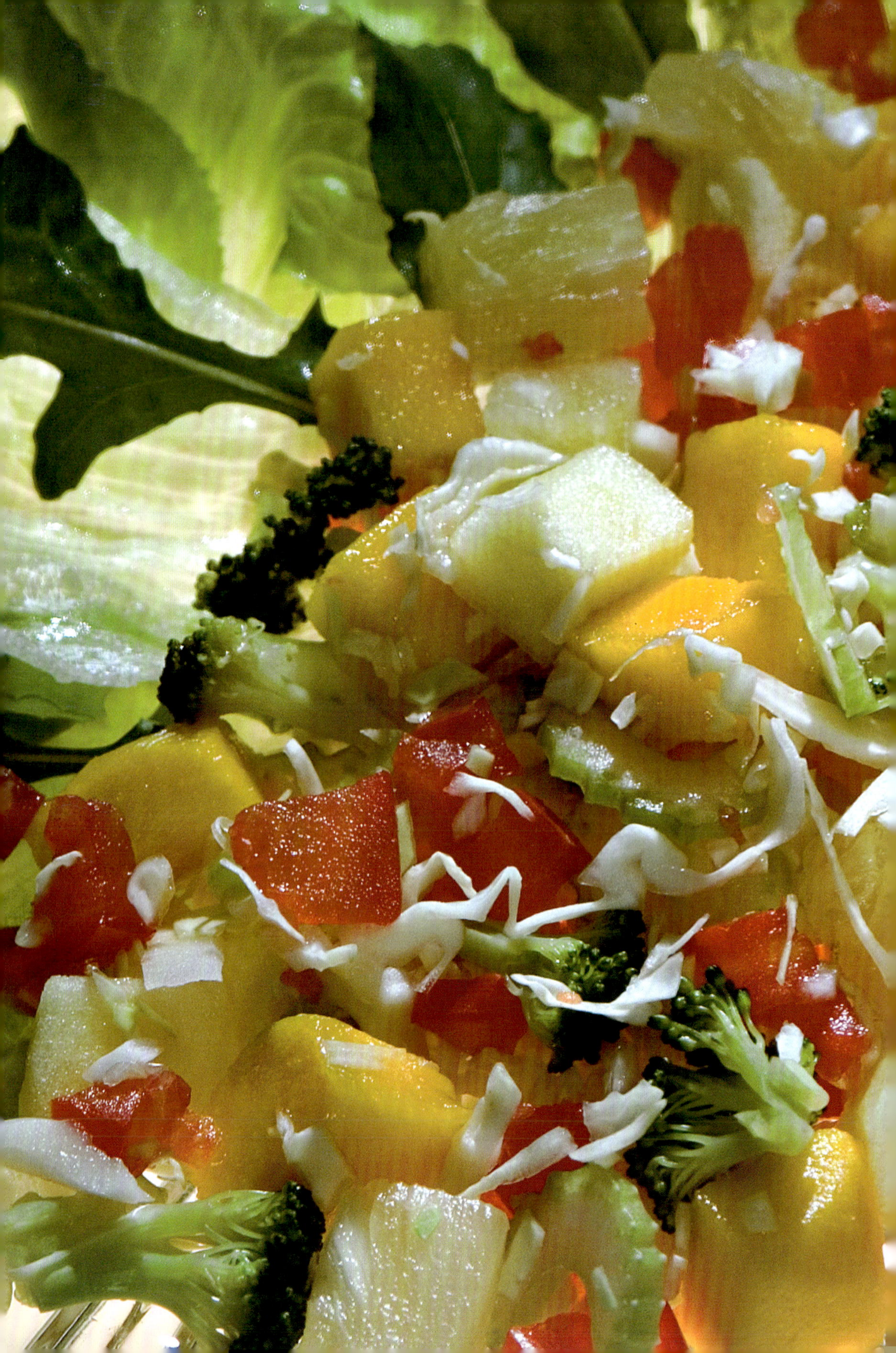

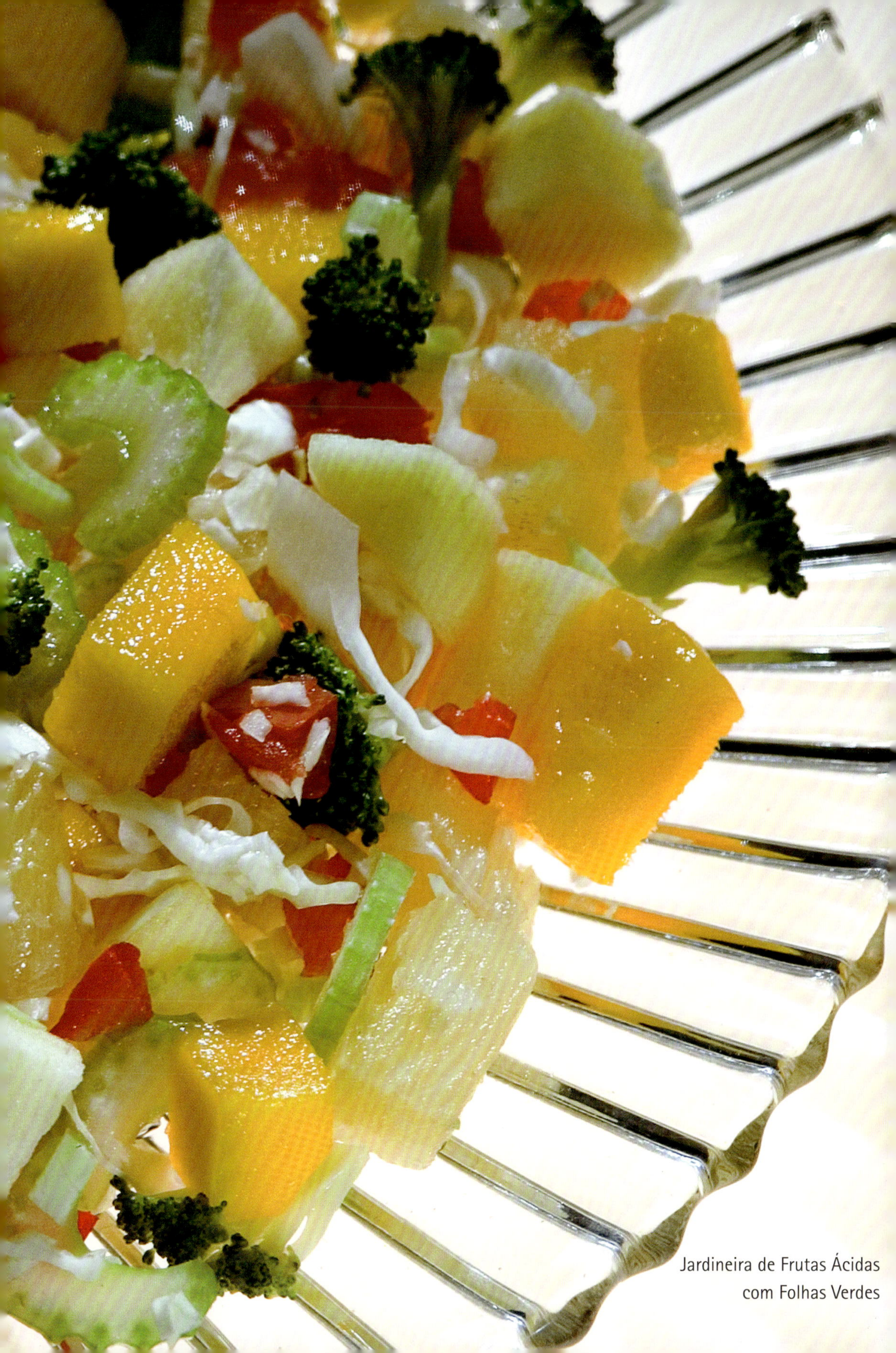

Jardineira de Frutas Ácidas
com Folhas Verdes

FRUTAS SEMI-ÁCIDAS

As frutas semi-ácidas combinam muito bem com as frutas doces.

São leves e, além de hidratar, nutrem o corpo e se adaptam bem à nossa digestão, pois somos frugívoros por natureza. Mas atenção: como sobremesa, geram fermentação.

A pêra supera a maçã em pectina (fibra natural) e ainda é fonte de ácido fólico, fósforo, potássio, cálcio e vitaminas B1, B2, B3 e C. A uva tem alto teor de açúcar e é rica em potássio e ferro: ajuda a reequilibrar a acidez do organismo.

As frutas semi-ácidas e as doces combinam entre si.

FRUTAS SEMI-ÁCIDAS

CEREJA	GOIABA	GRAVIOLA	JACA
MAÇÃS	MAMÃO	MANGA	NÊSPERA
PASSA SEM CAROÇO	PÊRA	PITANGA	UVA

FRUTAS DOCES

BANANA FRESCA	BANANA-PASSA	CAQUI
FIGOS FRESCOS	FIGOS SECOS	FRUTA-DO-CONDE
SAPOTI	PASSA COM CAROÇO	UVA ITÁLIA

EMBORA NÃO SEJA UMA FRUTA, O CALDO DE CANA TAMBÉM FAZ PARTE DESSA LISTA.

- As bananas, frescas ou assadas com canela, combinam com todas as folhas verdes cruas ou no vapor. Exemplos: alface, acelga, bertalha, couve, folhas de brócolis, hortelã e salsão.
- Uvas contêm tanino e quercetina, princípios ativos que inibem a formação de placas de gorduras na parede das artérias.

REFEIÇÕES RÁPIDAS E NUTRITIVAS COM FRUTAS E FOLHAS VERDES

- 2 xícaras (chá) de leite de cabra (ou outro) batido no liquidificador com 6 bananas (de qualquer tipo).
- Combine folhas verdes cruas ou no vapor com bananas frescas, sem aditivos (molhos industrializados).

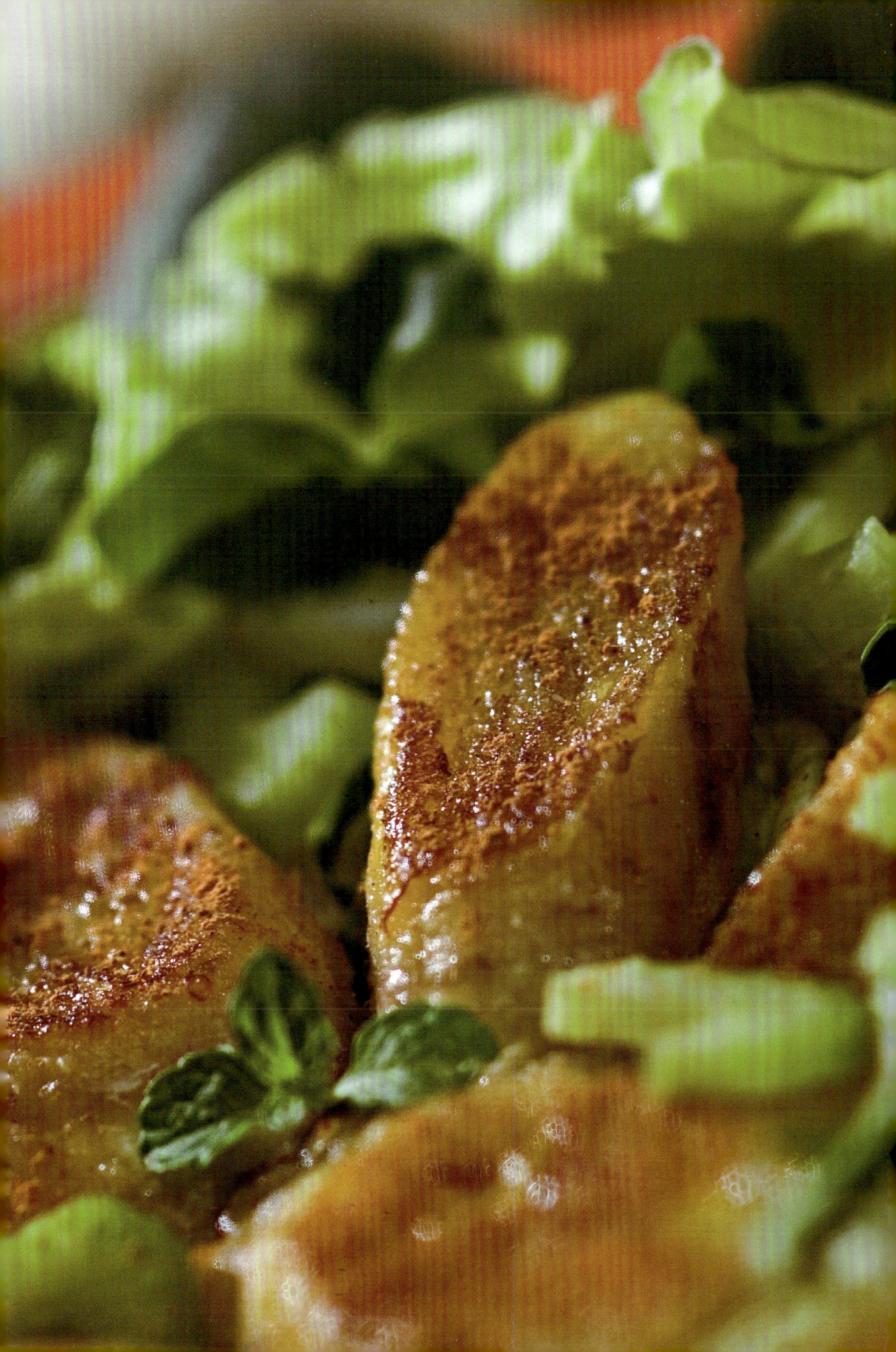

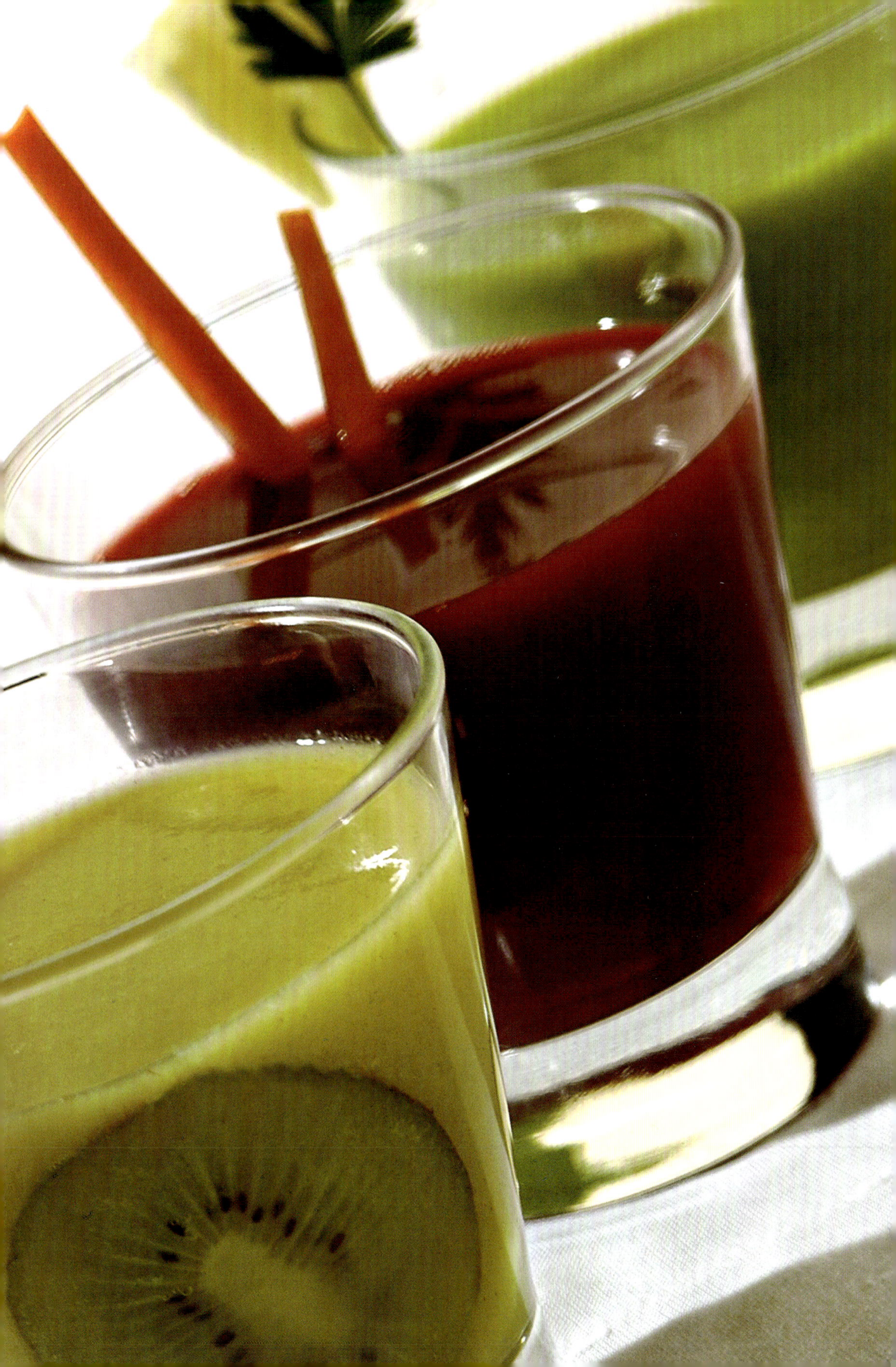

SUCOS

Os sucos atuam na eliminação de toxinas. Além de revigorar, são de digestão simplificada, porque o organismo não precisa despender energia para extrair o líquido das fibras, como ocorre quando se come a fruta em pedaços. Dessa forma, sucos são rapidamente absorvidos pela corrente sanguínea.

Tome os sucos sempre em pequenos goles, salivados, para evitar distúrbios digestivos e potencializar o efeito energético.

Uma boa salivação ajuda a aquecer na boca os sucos frios ou gelados, evitando o choque no estômago.

Quando tomar um suco de hortaliça, por exemplo, tente mastigá-lo: movimente-o dentro da boca até que ele se aqueça e ganhe um sabor adocicado. O movimento e a presença do suco na boca ativam as enzimas digestivas presentes na saliva.

Sucos que contêm clorofila são ricos em oxigênio, necessário para cada célula do corpo, a fim de construir, energizar e queimar resíduos. Isso mantém as células elásticas, deixa os olhos brilhantes e o coração ativo e ágil.

Ingredientes que contêm oxigênio: água fresca, folhas verdes batidas no liquidificador e sucos de cor vermelha – de amora, cereja, uva e tomate orgânico. Outro "alimento" rico em oxigênio para o sistema respiratório é ar fresco da montanha.

DICAS EM SUCOS

- Os sucos verdes crus têm muito ácido fólico, essencial para a atividade das células responsáveis pelo combate às infecções.
- Sempre misture sucos mais suaves, como de cenoura ou maçã, aos sucos verdes (espinafre, couve, alface e salsinha). Salsão (aipo) e pepino são exceções.
- Sucos de hortaliças podem, às vezes, incluir maçã, pêra ou abacaxi.
- Não deixe de lavar muito bem as frutas antes de fazer os sucos.
- Caso utilize frutas que não foram cultivadas de maneira natural, descarte cascas e peles.
- Para desfrutar de seus efeitos benéficos, os sucos devem ser bebidos imediatamente após o preparo, antes que percam suas qualidades nutritivas. Variar os ingredientes afasta o risco de alergias e ainda aumenta as vantagens para a saúde.

QUANDO O SUCO TEM...

Abacaxi: é rico em sais minerais, como potássio, sódio, fósforo, magnésio, enxofre, cálcio e ferro, possui betacaroteno, vitaminas C e do complexo B, além da bromelina, uma enzima que facilita a digestão.

Cenoura: possui grande concentração de carboidratos e fornece betacaroteno, vitamina C, boa parte do complexo B e sais minerais.

Clorofila: é uma fonte poderosa de vitaminas A, B, C, E e K. Contém ainda 92 tipos de sais minerais e oligoelementos (essenciais para a vida), 18 aminoácidos (componentes das proteínas) e 80 enzimas. O suco de clorofila deve ser tomado em jejum e pode ser combinado com maçã. Além de estimular a digestão, purifica o sangue e combate os efeitos acidificantes do estresse e das doenças degenerativas. É importante se certificar da origem do produto, que é extraído do trigo.

Laranja: especialmente rica em vitamina C e açúcares. Também é fonte de vitaminas do complexo B, potássio, zinco e fósforo. Possui muitos bioflavonóides, substâncias antioxidantes que combatem os radicais livres causadores do envelhecimento precoce e de várias doenças, como o câncer.

Limão: apesar do paladar ácido, o limão é um alimento básico para o organismo. Neutraliza os efeitos danosos do estresse, estimula a produção de enzimas digestivas e é rico em bioflavonóides.

Maçã: além de cálcio e potássio, possui pectina, um tipo de gel com fibras naturais que remove toxinas do intestino.

Mamão: excelente fonte de fibras, contém uma enzima que auxilia a digestão, a papaína, além de betacaroteno, potássio, cálcio e vitamina C.

3 SUCOS ALCALINOS DE SÓDIO (ELEMENTO DA JOVIALIDADE)

- Couve e salsinha
- Couve e salsão
- Salsão e salsinha

Bater os ingredientes no liquidificador e coar. O horário ideal de tomá-los é pela manhã ou de noite.

O sódio ajuda no esvaziamento dos intestinos, neutraliza a acidez, evita gases e é benéfico para as articulações e até para os olhos (catarata e cegueira).

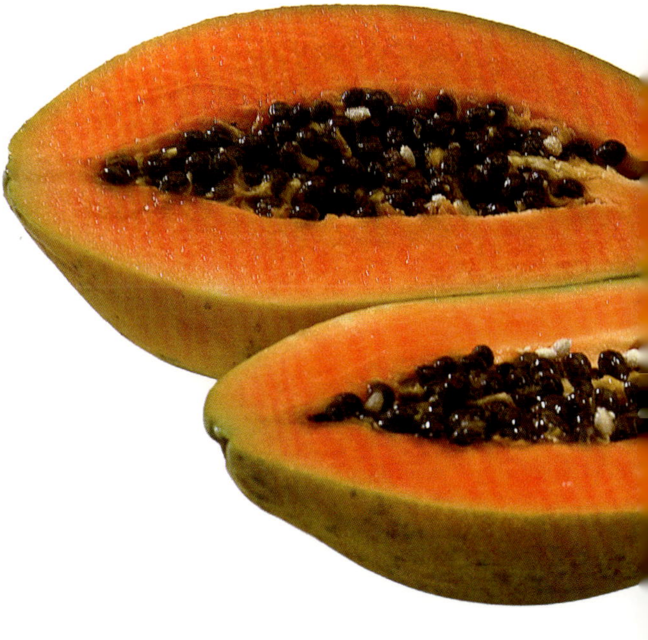

SUCO PARA O SISTEMA IMUNOLÓGICO

INGREDIENTES

3 cenouras
1 talo de salsão
1 maçã
1/2 beterraba cozida (de preferência com algumas folhas)
1 colher (sopa) de germe de trigo
1 colher (sopa) de salsinha

MÉTODO

Corte as cenouras e o salsão em pedaços de 5 a 7 centímetros. Corte a maçã e a beterraba em gomos finos. Passe tudo na centrífuga, iniciando e terminando com pedaços de cenoura e de salsão e, misturar a salsinha e o germe de trigo na centrífuga por último.

SUCO DE SALSINHA

Para limpeza dos rins

INGREDIENTES

1 litro de água filtrada
1 maço de salsinha

MÉTODO

Numa panela de vidro, ferva a água filtrada. Lave muito bem um maço de salsinha e adicione-o inteiro à água fervente. Tampe, abaixe o fogo ao mínimo (para evitar a perda de vitaminas e outros nutrientes) e deixe por 3 minutos. Retire do fogo e deixe em infusão por 1 hora, sempre com a panela tampada. Coe e refrigere antes de tomar.

SUCO ALCALINIZANTE

Devemos saciar a fome com muitas verduras e legumes

INGREDIENTES

1 cenoura
1 pedaço (70 g) de repolho roxo ou verde
4 talos de salsão

MÉTODO

Corte as cenouras e o salsão em pedaços de cerca de 5 a 7 centímetros. Corte o repolho em tiras finas. Passe todos os ingredientes na centífruga.

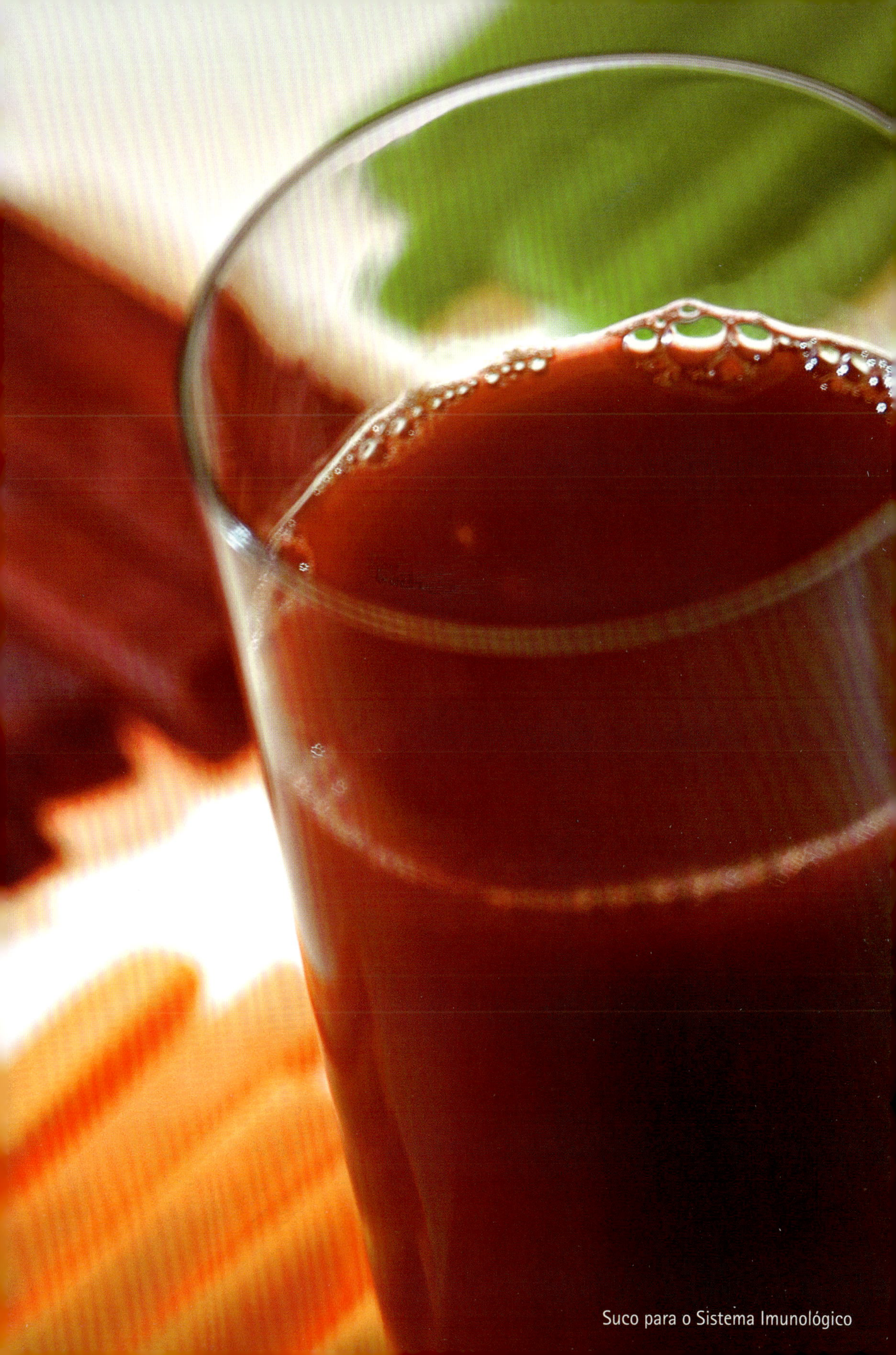

Suco para o Sistema Imunológico

SUCO DEPURADOR DO CORPO

INGREDIENTES

1/2 beterraba cozida com algumas folhas
2 a 3 cenouras
1/2 pepino

MÉTODO

Corte a beterraba em gomos finos, pique a cenoura e o pepino. Bata tudo no liquidificador, inclusive as folhas de beterraba.

SUCO ENERGÉTICO

INGREDIENTES

1 cacho (100 g) de uvas verdes
3 kiwis
1 laranja

MÉTODO

Descasque os kiwis e corte-os em rodelas finas. Descasque a laranja deixando o máximo de pele branca. Corte-a em pedaços ou separe em gomos. Passe tudo pela centrífuga.

SUCO COM CLOROFILA

O salsão (aipo) ajuda a diminuir a vontade de comer doces e carboidratos.

INGREDIENTES

1 talo de salsão com as folhas
2 cenouras picadas
1 xícara (chá) de água ou de suco de laranja

MÉTODO

Bata todos os ingredientes no liquidificador, sem passar pela peneira depois.

SUCO VITAL

É um suco que combate radicais livres, colesterol e auxilia na prevenção do câncer.

INGREDIENTES

1 fatia grossa de abacaxi
1 laranja
1 punhado de salsinha
1 pedaço pequeno de gengibre

MÉTODO

Bata todos os ingredientes no liquidificador e sirva.

SUCOS VERDES LÁ DA FAZENDA

- Couve batida no liquidificador com salsinha ou salsão (combina com suco de abacaxi).
- Couve batida no liquidificador com cenoura (não combina com frutas, bater com água).
- Talos de salsão batidos no liquidificador com cenoura (combina com suco de abacaxi).
- Talos de salsão batidos no liquidificador com salsinha (combina com suco de abacaxi).
- Couve batida no liquidificador com talos de salsão (combina com suco de abacaxi).

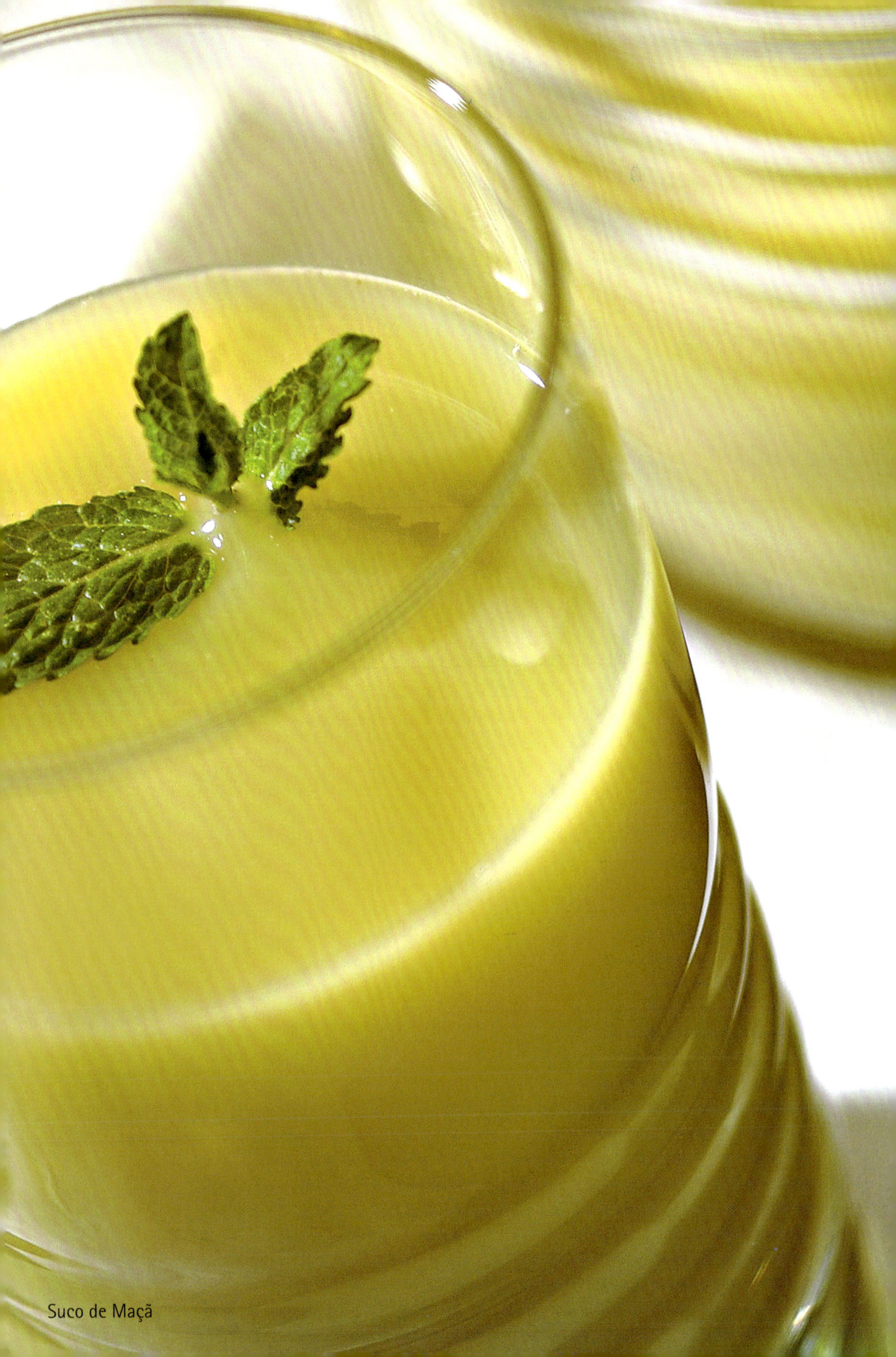

Suco de Maçã

SUCO DE MAÇÃ

Nem pomo da discórdia, nem fruto proibido. A maçã é uma fruta mais que permitida e verdadeira amiga: de fácil digestão, ela costuma ser o primeiro alimento sólido que comemos quando bebês.
Os médicos recomendam comer pelo menos uma maçã por dia. Ela é rica em vitaminas A, B, B1, B2 e C, além de conter flavonóides, substâncias que atuam na prevenção do câncer.

A casca favorece a diurese, o que significa eliminar, entre outras coisas, o acido úrico. É também um precioso depurativo para o fígado.

A polpa fornece bastante potássio, essencial para a hidratação do organismo e o funcionamento dos músculos, inclusive o do coração. Sua polpa é indicada para todos, por ajudar na fixação de cálcio no organismo, por ajudar as crianças mais preguiçosas a começarem a andar e por auxiliar a preservá-las do raquitismo.

E não pára por aí: a maçã ainda é fonte de fibra solúvel, a pectina, que colabora para diminuir o colesterol no sangue. Seu açúcar, a frutose, é absorvido mais lentamente pelo organismo que o açúcar comum, o que é muito mais saudável, inclusive para diabéticos.

Mais? Recentemente descobriu-se que essa fruta, famosa desde os tempos de Eva, é poderosa contra o fantasma do mau hálito, ajudando na saúde bucal. Além de massagear e limpar as gengivas, ela estimula a secreção salivar, reduz a incidência de cáries e diminui o nível de bactérias na boca.

No entanto, antes de comer essa maravilha, lave-a bem, de preferência com uma escovinha, para retirar todas as impurezas e os agrotóxicos da casca. Assim, você aproveita só as boas coisas desse fruto que, como se vê, não é nada proibido.

INGREDIENTES

4 maçãs grandes
1 xícara (chá) de caldo de cana
1 xícara (chá) de água
4 folhas de hortelã

MÉTODO

Bata no liquidificador as maçãs, o caldo de cana, a água e as folhas de hortelã. Passe o suco por uma peneira e sirva gelado.

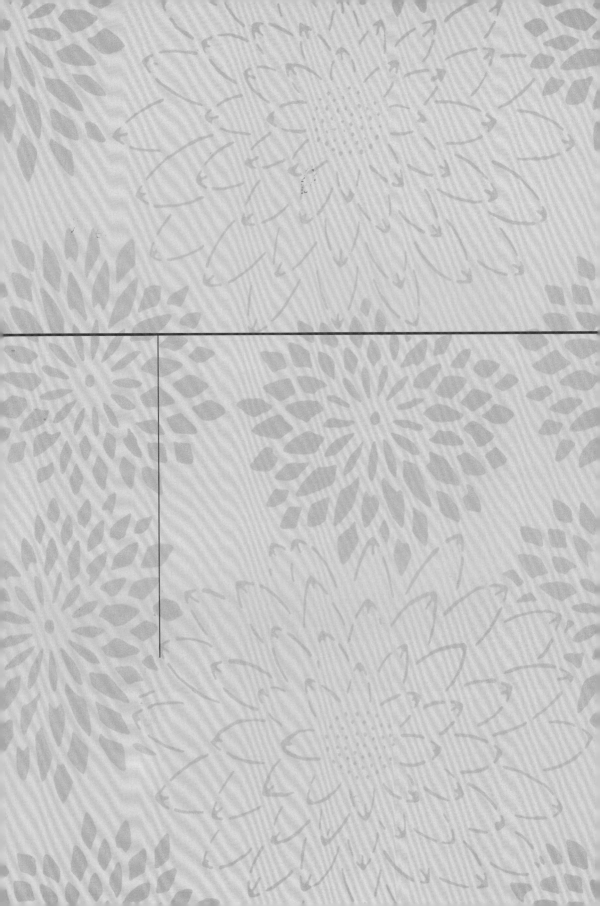

capítulo 2

RECONSTRUIR - RECOMPOR

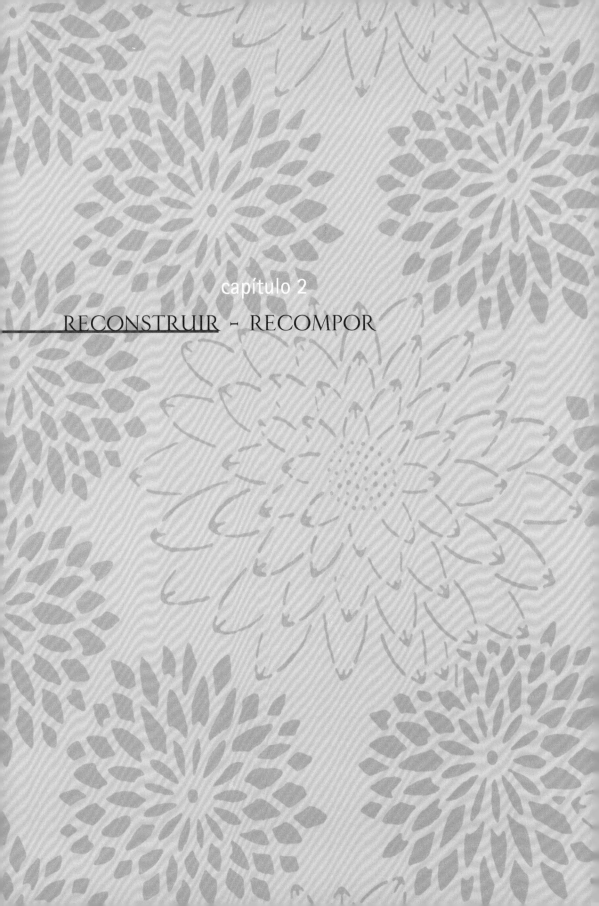

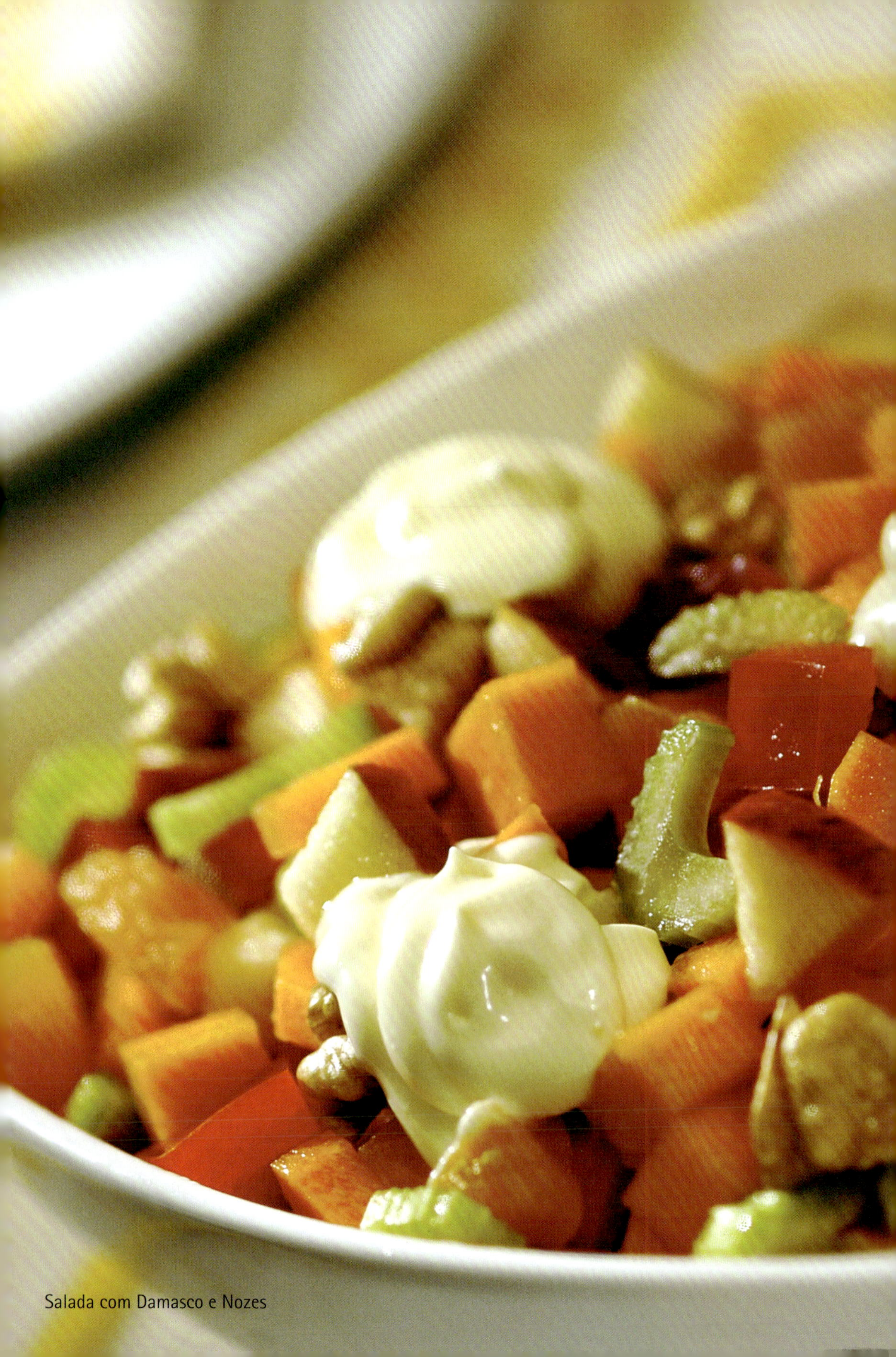

Salada com Damasco e Nozes

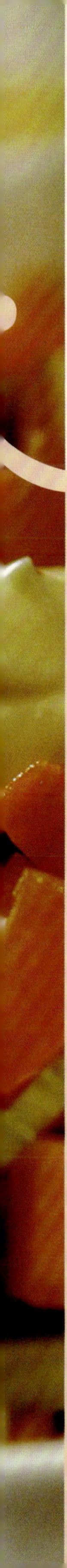

FERRO E MANGANÊS

O ferro e o manganês desempenham um papel construtivo no nosso corpo. Entram na constituição dos tecidos e são dois componentes respiratórios da hemoglobina. Regulam as funções do organismo como protetores, reguladores e catalisadores (equilíbrio químico).

O manganês é responsável pelo equilíbrio psíquico e comportamental, é o elemento do amor, da agilidade mental. Na falta dele, cada vez se expressa menos afeto, e o ser humano torna-se incapaz de expressar carinho e amor.

Todo o sistema cerebral de intercomunicação, que é supercomplexo, torna-se mais eficiente quando o manganês é suprido em grandes quantidades. Muitas anemias são causadas por carência de manganês e não necessariamente de ferro.

ALIMENTOS QUE CONTÊM FERRO

FOLHAS VERDES-ESCURAS
SUCO DE CEREJAS SILVESTRES ESCURAS
CASCA DE BATATA
SALSA
ASPARGO
FARELO DE ARROZ
CEBOLA BRANCA
ALGAS MARINHAS
GEMA DE OVO
TRIGO INTEGRAL
MELADO DE CANA
ALCACHOFRA
FRUTAS SECAS
FOLHAS DA BETERRABA

ALIMENTOS QUE CONTÊM MANGANÊS

SEMENTE DE GIRASSOL
NOZ
COCO
AVELÃ
CASTANHA-DE-CAJU
COUVE-FLOR CRUA
ABOBRINHA CRUA RALADA
SEMENTE DE ABÓBORA SEM SAL
AMÊNDOA
ABACATE
CASTANHA-DO-PARÁ
GERGELIM CRU
CHUCHU CRU
FRUTAS SECAS (lave-as bem para retirar o dióxido de enxofre, causador de leucemia)

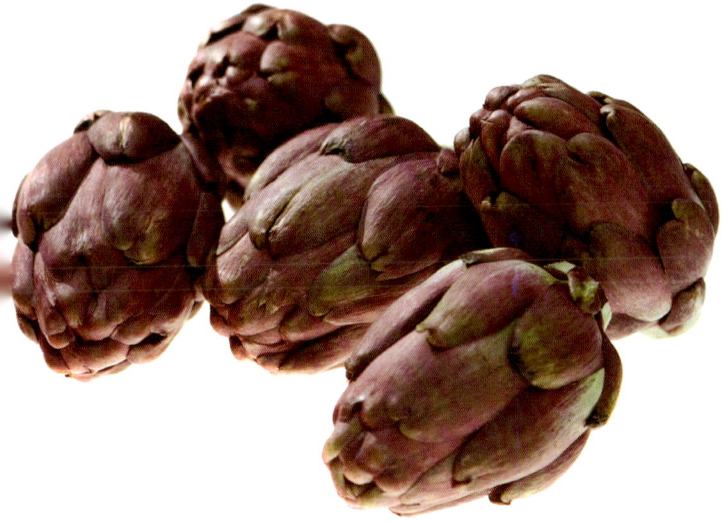

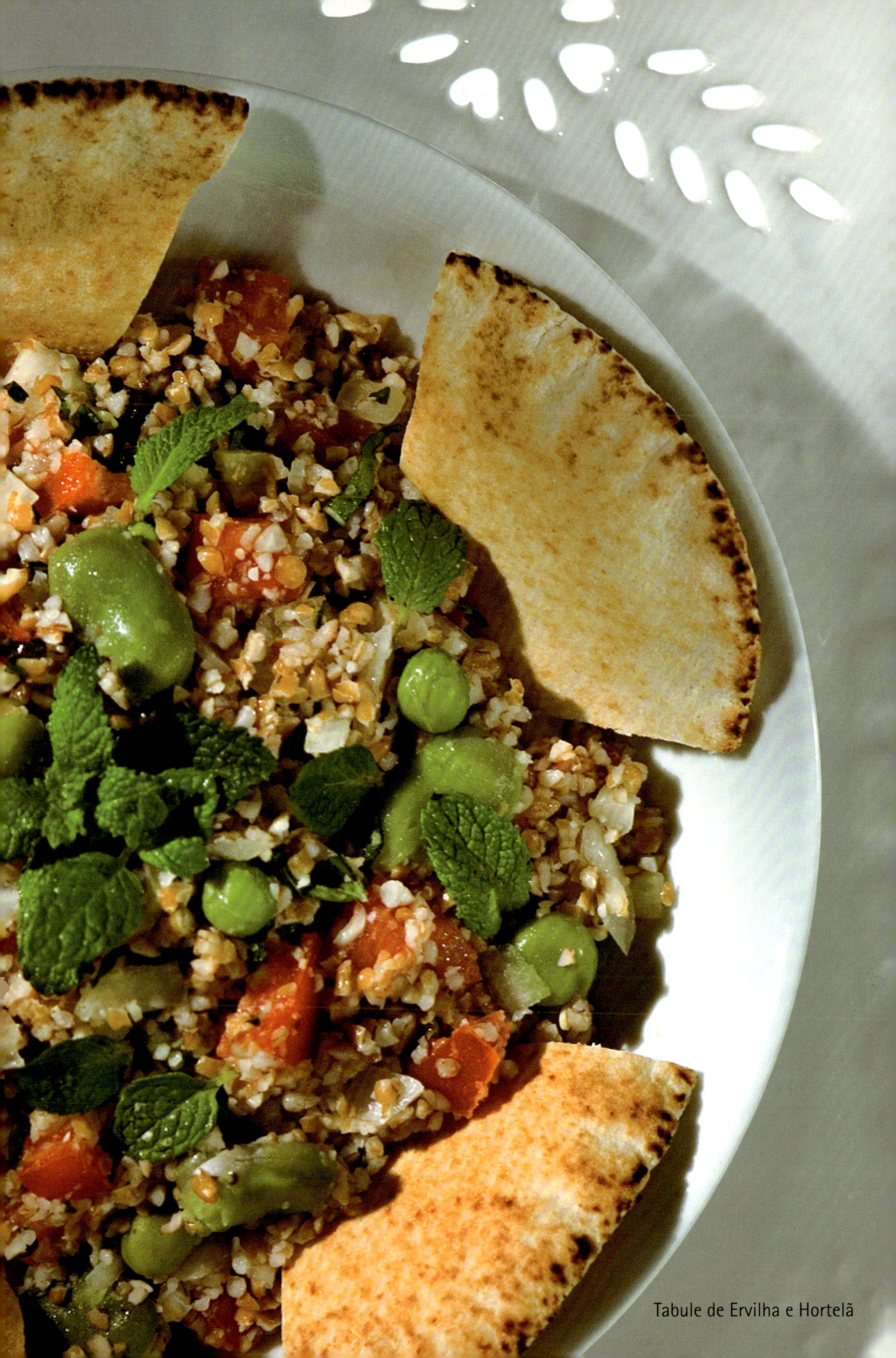

Tabule de Ervilha e Hortelã

SALADA COM DAMASCOS E NOZES

As nozes são ricas em vitamina B, magnésio, ferro, zinco, potássio, fósforo, cálcio e enxofre, que deixam os cabelos bonitos. Elas nos protegem da poluição ambiental. Devemos utilizar nozes nas refeições porque elas contêm tanta proteína quanto a carne, o peixe ou o leite, evitam a flatulência e são eficientes para reduzir a TPM.

INGREDIENTES

Um punhado de nozes picadas
Damascos secos picados
Cenouras cruas picadas
Abóbora crua picada
Aipo picado
Maçã picada
Pimentão vermelho cru picado
Maionese *light* a gosto

MÉTODO

Junte todos os ingredientes, adicione a maionese e sirva.

TABULE DE ERVILHA E HORTELÃ

A hortelã, quando fresca, pode ser usada em saladas, na culinária em geral e nas infusões. Como chá, ela acalma o estômago e age como purificadora; nas saunas, age como aromatizadora.
No verão, bater abacaxi com algumas folhas de hortelã refresca o corpo do calor intenso. A folha verde da hortelã tem propriedade de ser tônica, digestiva, anti-séptica e calmante.

INGREDIENTES

1 1/2 xícara (chá) de trigo em grãos
2/3 de xícara de azeite extravirgem
2 colheres (sopa) de suco de limão
1/2 colher (chá) de cominho em pó
1/2 xícara (chá) de folhas de hortelã picadas
100 g de favas cozidas aferventadas
100 g de ervilhas frescas aferventadas
1 cebola pequena bem picada
1 tomate maduro picado

MÉTODO

Cubra o trigo com bastante água fria e deixe de molho por 30 minutos. Escorra bem e esprema para retirar o excesso de líquido. Misture todos os demais ingredientes. Mexa bem. Decore com folhas de hortelã.

FOLHAS DE BETERRABA REFOGADAS

INGREDIENTES

1 maço de folhas e talos de beterraba
3 colheres (sopa) de azeite
1 dente de alho
Sal a gosto
1 chuchu cru cortado à Julienne (tiras finas)
1/2 xícara (chá) de sementes de gergelim moídas (opções: nozes, castanhas, amêndoas, avelãs ou coco, todos crus).

MÉTODO

Corte os talos e refogue no azeite com o alho e o sal. Tampe para abafar por uns 5 minutos. Coloque as folhas lavadas sem parti-las em cima do refogado, tampe por uns 5 minutos. Verifique se há necessidade de colocar mais tempero. Acrescente quantidades generosas de gergelim e chuchu.

SALADA COM PERAS E NOZES-PECÃS AO MOLHO DE QUEIJO DE CABRA

Todos os alimentos que têm propriedades laxativas são de cor amarela, como pêssego, damasco, laranja, lima-da-pérsia e milho, que é rico em magnésio também. As crianças são as que mais precisam de magnésio, para ter uma função saudável do cólon.

As saladas e o fubá são excelentes fontes de magnésio, assim como repolho, dente-de-leão, arroz integral, farelo de arroz, centeio, cevada, trigo integral em grãos, noz, amêndoa e castanhas portuguesas. Outros alimentos ricos em magnésio são: limão, maçã fresca e seca, tâmara, figo seco, uva, pimentão, banana seca, feijão, folha de beterraba, caju, castanha-do-pará, coco, lentilha, aveia, jiló, pêra, *tofu*, ameixa seca e sementes de girassol.

INGREDIENTES

1/2 xícara de nozes-pecãs (ou nozes ou amêndoas ou castanhas-do-pará) picadas
3 peras maduras
200 g de folhas tenras de espinafre
1 pé de endívias ou alface lisa
1 *radicchio*
Sal marinho
Pimenta (opcional)

MÉTODO

Corte as peras descascadas em 2 partes, e cada parte em meia-lua (tire os caroços). Coloque em uma travessa as folhas das verduras e as peras. Enfeite com as nozes-pecãs. Junte 3 colheres de molho de queijo de cabra* e misture bem para que absorvam o gosto. Sirva em molheira à parte uma quantidade a mais do molho.

** Ver receita na seção Molhos, página 160.*

SALADA DE COUVE-RÁBANO, PÊRA E NOZES

Esta é uma salada singular, leva peras William com sua casca levemente avermelhada. O abacate, fonte de manganês, evita o desenvolvimento de radicais livres. Os oleaginosos como as nozes e o azeite reduzem o colesterol. Salada farta antes das refeições deixa pouco espaço para o que vem depois.

INGREDIENTES

2 couves-rábanos cortadas muito finas
1 abacate pequeno cortado em fatias finas
4 peras William descaroçadas, cortadas em fatias muito finas
3 nozes picadas

MOLHO

100 g de azeite extravirgem
1 colher (sopa) de mostarda em pó
Um pouco de Tabasco
Um pouco de suco de limão

MÉTODO

Numa panela com água fervente e uma pitada de sal, mergulhe as couves por 10 segundos e escoe a água. Monte em uma travessa de servir na seguinte ordem: as couves, o abacate e por último as peras. Salpique em cima e ao redor da salada o molho e as nozes.

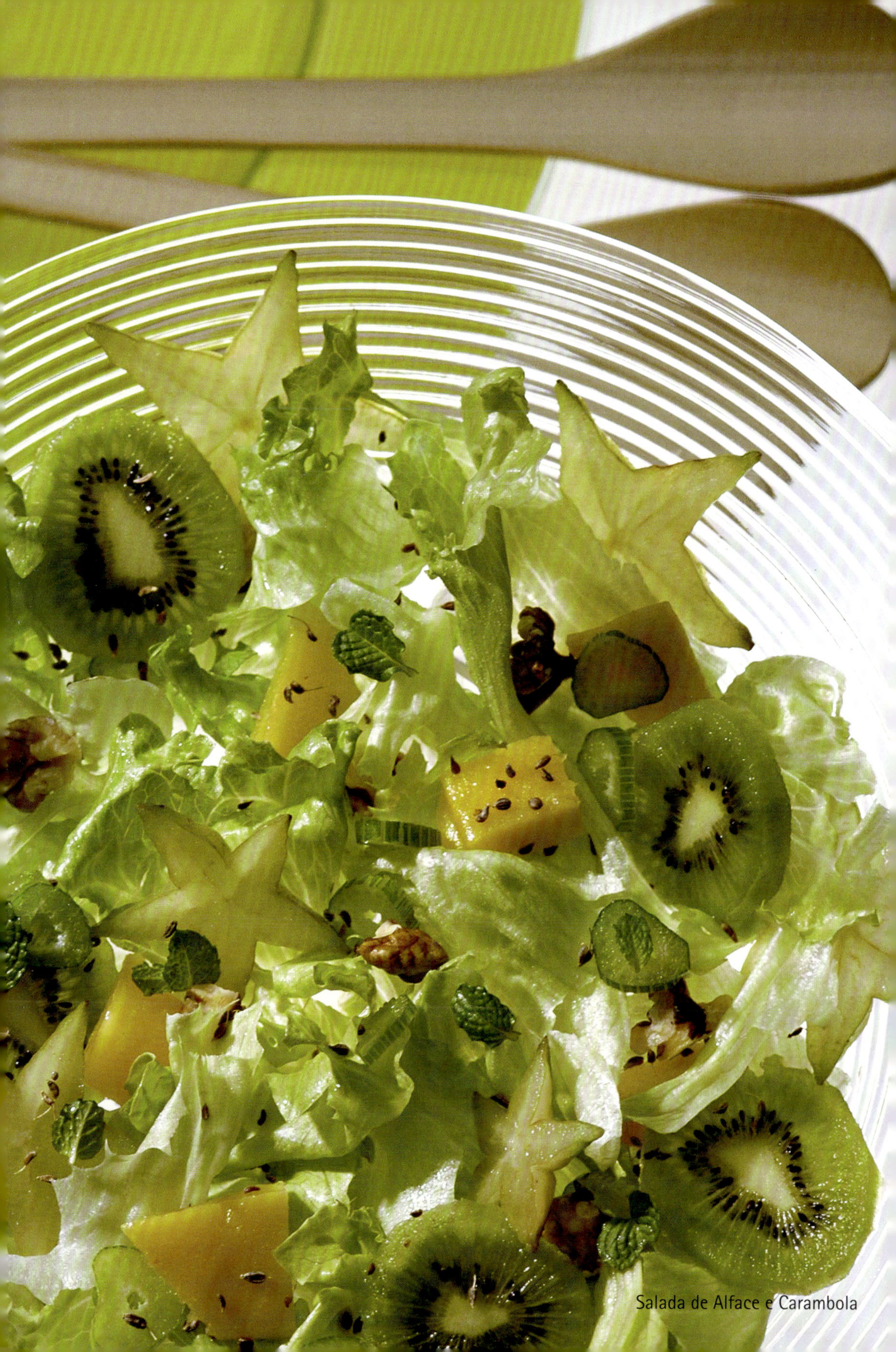

Salada de Alface e Carambola

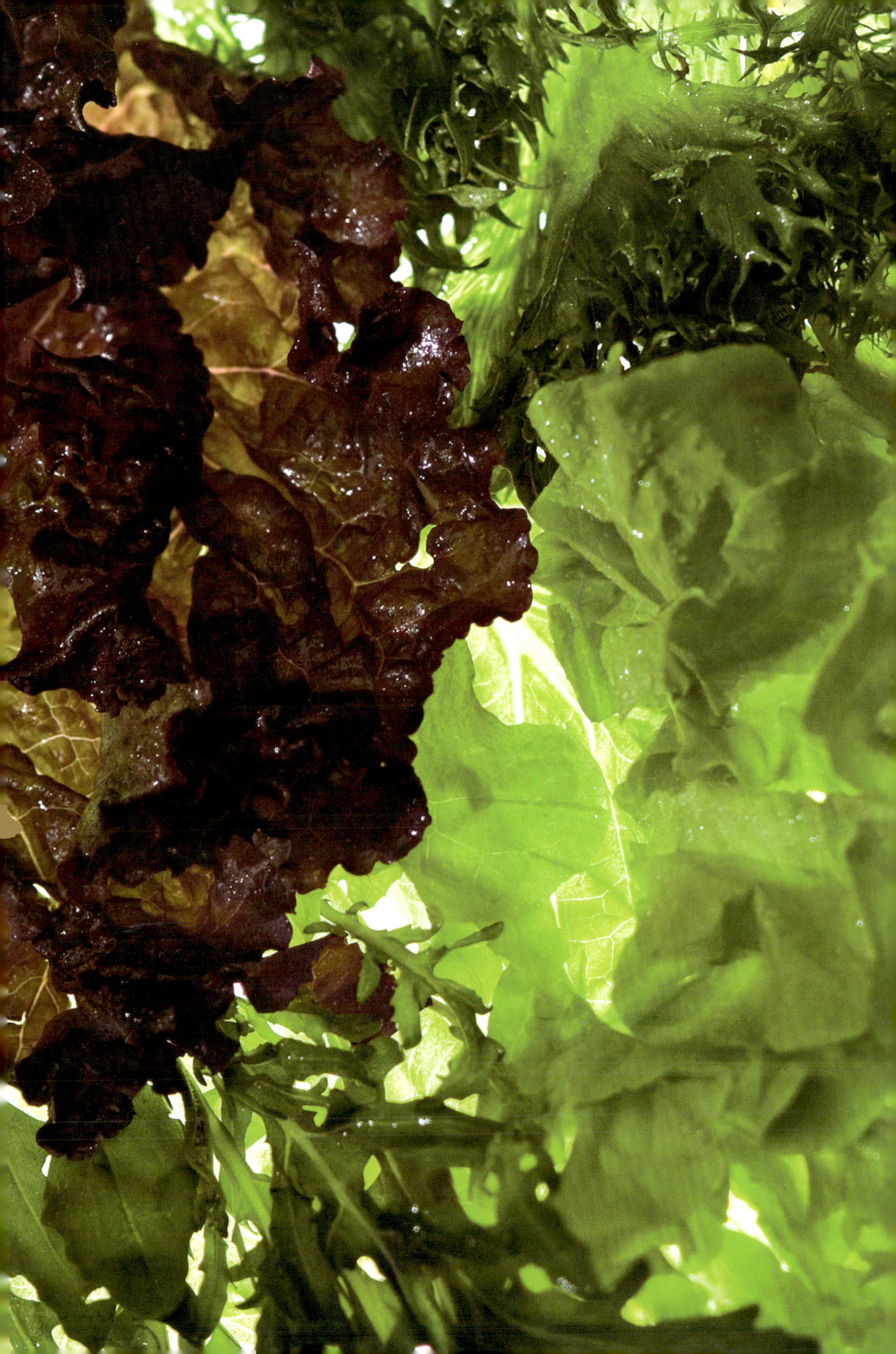

CÁLCIO, IODO, SÓDIO E SILÍCIO

São quatro elementos muito importantes para o ser humano como elementos curadores para nossa saúde e bem-estar.

A carência desses nutrientes deve-se à ingestão de vários produtos industrializados, porque eles não possuem os elementos necessários para a reconstrução saudável das células e dos tecidos do organismo.

CÁLCIO: o tricoteiro, o que providencia a energia, a força mental e a coragem. Fontes: nozes, sementes de gergelim, melão, melancia, alface (caule), brócolis cru, couve-flor (caule), algas, grãos e luz solar. Se você não pode tomar sol diretamente, pode introduzi-lo indiretamente pelos vegetais verde-escuros que contêm muita clorofila. Melado de cana tem 80 vezes mais cálcio que o açúcar. É uma das fontes mais ricas de ferro, cálcio e manganês. Nosso corpo tem que ser administrado, nós temos direito à saúde!

IODO: associado à tireóide, a "glândula emocional". A tireóide é muito sensível às emoções. Enfatizar uma postura positiva contribuirá muito para o processo de cura, com a ingestão adequada de iodo, que aumentará o ritmo da cura, a cicatrização e o controle de cálcio.

SÓDIO: encontramos o sódio orgânico, o "elemento da juventude", no aipo e na nata do leite de cabra. Ele está envolvido nos alimentos. O esforço físico e o mental esgotam o sódio do organismo porque a transpiração o leva embora. Uma vida em harmonia, sem ódio, amargura, ressentimentos e perdão não dão condições de carência do sódio, que é também recebido através de regime nutricional correto. Há sódio ainda em frutas cítricas, couve, brócolis, salsa, agrião, espinafre, acelga, alface, etc.

SILÍCIO: o "magnético", porque o tipo silício é charmoso e sua personalidade é magnética. Está concentrado na pele, nos cabelos e no sistema nervoso. As glândulas requerem silício também. Uma pele saudável, cabelos brilhantes, unhas fortes são sinal de dieta rica em silício. Fontes de silício: cascas de cereais (principalmente do arroz), flocos de aveia, brotos em geral, sementes, feijão, cascas de batata. Para acne, rachaduras ou coceiras da pele e psoríase, é muito provável que exista uma falta de silício. Excesso de trabalho, má circulação e vasos capilares entupidos podem causar a queda até a perda total de cabelos.

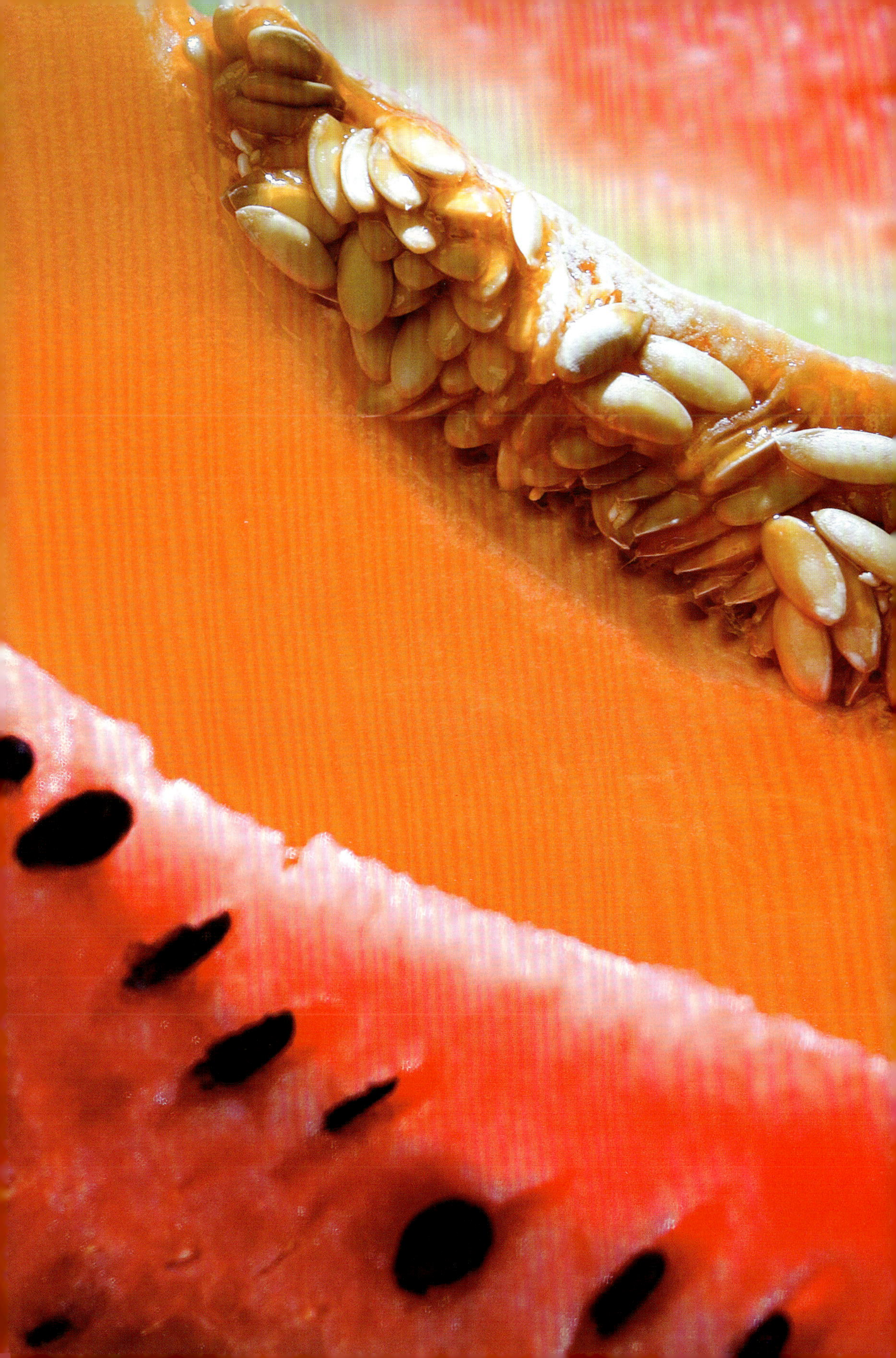

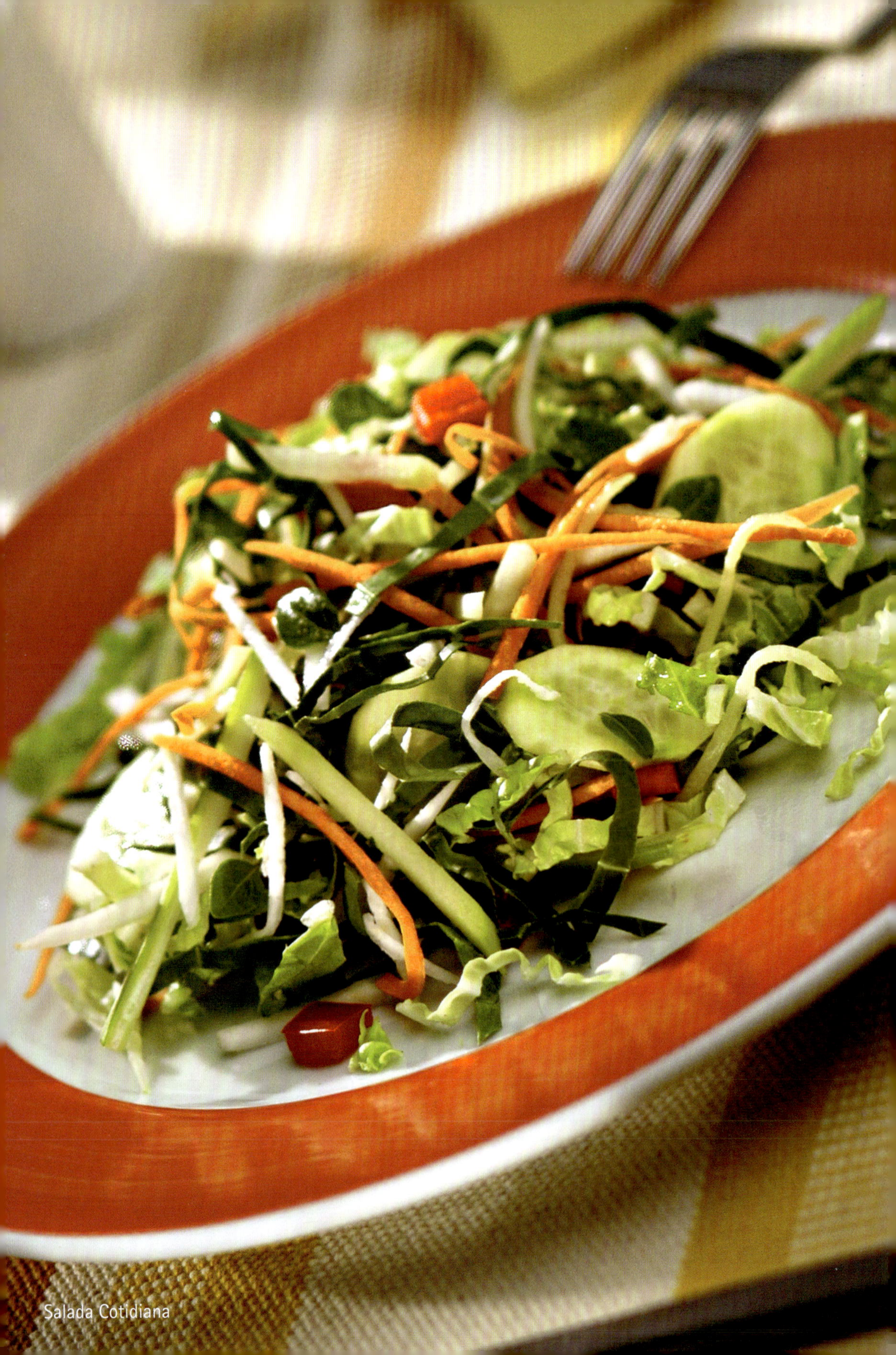

Salada Cotidiana

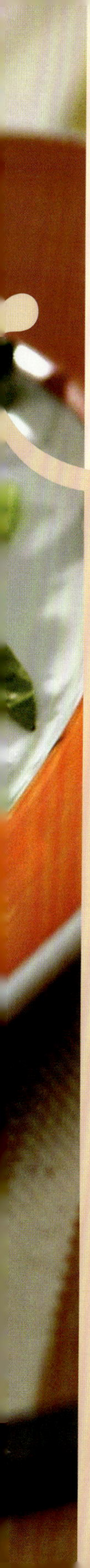

FLÚOR

Refinar, fritar, assar, ferver e vaporizar: tudo isso destrói o flúor dos alimentos. Isso é um problema, pois ele é importante para o baço funcionar corretamente, atua no esmalte dos dentes, ossos, pele, cabelo, tendões, íris e unhas.

A palavra flúor deriva do latim *fluire*, que significa fluir. A alimentação muito refinada é carente de flúor. Ele é um purificador, desinfetante, germicida e agente de resistência, inclusive contra resfriados e gripes. Pode ser encontrado nas frutas, no reino vegetal, nos alimentos crus. Portanto, se 60% da nossa alimentação for crua, o organismo fica abastecido desse nutriente. Podemos nos nutrir e nos manter em ótima saúde comendo alimentos diretos da terra e integrais.

FONTES DE FLÚOR

ABACATE	ÁGUA DO MAR	ALGAS	ALHO
CASCA DE ARROZ	COUVE-FLOR	FOLHAS VERDES CRUAS	LEITE MATERNO
MARMELO CRU	NOZ	REPOLHO	SALADAS
SALSA	SEMENTES	TÂMARA	

SALADA VIVA NATURAL COM MOLHO *ROSÉ* INCREMENTADO

Comer duas saladas por dia oxigena o organismo - e a clorofila que elas contêm atua como fungicida.

INGREDIENTES

4 folhas de alface crespa picadas
4 folhas de alface americana picadas
3 folhas de couve-manteiga picadas
1 1/2 xícara (chá) de rabanetes cortados em fatias
2 xícaras (chá) de nabos redondos cortados em gomos
2 xícaras (chá) de brotos de alfafa
2 xícaras (chá) de brotos de soja
1 batata *yacon* média cortada em gomos

MÉTODO

Arrume os ingredientes numa travessa ou saladeira, na ordem citada, formando ninhos com os brotos. Enfeite com a batata *yacon*. Sirva com o **Molho *Rosé* Incrementado** (ver receita na seção Molhos, p.167).

SALADA COTIDIANA

Manjericão, alecrim, cominho e salsinha são ervas que devem ser consumidas diariamente.

INGREDIENTES

Couve e acelga a gosto cortadas bem finas
Hortelã e manjericão a gosto
Pepino picado a gosto
Pimentão vermelho picado a gosto
Cenoura cortada à Julienne ou ralada a gosto
Chuchu cru ralado a gosto
Nabo redondo ralado a gosto
Salsão cortado à Julienne a gosto

MÉTODO

Misture todos os ingredientes numa saladeira e sirva com o molho de sua preferência.

SUGESTÃO

Sirva com o **Molho de Ervas** ou o **Molho de Iogurte** (ver receitas na seção Molhos, p.163 e 159).

SALADA VERDE DOS DEUSES

Quanto mais saladas cruas, melhor. Repolho, brócolis, couve-de-bruxelas e couve-flor contêm vitaminas K e A, que têm efeito protetor.

INGREDIENTES

1 xícara (chá) de brotos de alfafa
1 pimentão vermelho picado
1 xícara (chá) de uvas-passas lavadas
2 cenouras cortadas à Julienne
Folhas verdes rasgadas: alface, mostarda, couve-manteiga, acelga, bertalha
3 nabos-rábanos picados
1 maçã Fuji picada
3 talos de salsão com as folhas picados
Rabanetes cortados em fatias finas a gosto
Pepinos com casca cortados em fatias a gosto
1 xícara (chá) de floretes de brócolis
1 xícara (chá) de abóbora cortada em cubos pequenos

MÉTODO

Misture todos os ingredientes em uma saladeira grande e sirva com o molho de sua preferência.

SALADA DE *SHITAKE, CHAMPIGNON, TOFU* E GENGIBRE

As frutas ácidas e as verduras fazem uma combinação perfeita. O abacaxi, com sua polpa nutritiva, é considerado o rei das frutas tropicais. É boa fonte de energia, carboidratos, proteínas, fibras, sais minerais e vitaminas A, B e C.

INGREDIENTES

1 xícara (chá) de *shitake* picado
1 xícara (chá) de *champignon* picado
1 xícara (chá) de semente de trigo (*white grass*)
2 colheres (sopa) de óleo de girassol
1 xícara (chá) de *tofu* picado
1/2 colher (chá) de gengibre picado
1 fatia grossa de abacaxi picada
1 xícara (chá) de rúcula
Fatias de pão de centeio
Molho *shoyu* a gosto

MÉTODO

Frite os *shitakes* e os *champignons* no óleo, acrescente o *tofu*, o gengibre, a semente de trigo, o abacaxi e a rúcula. Cozinhe até a rúcula murchar um pouco. Forre uma travessa com pão de centeio e sirva a salada por cima e regue com o *shoyu*.

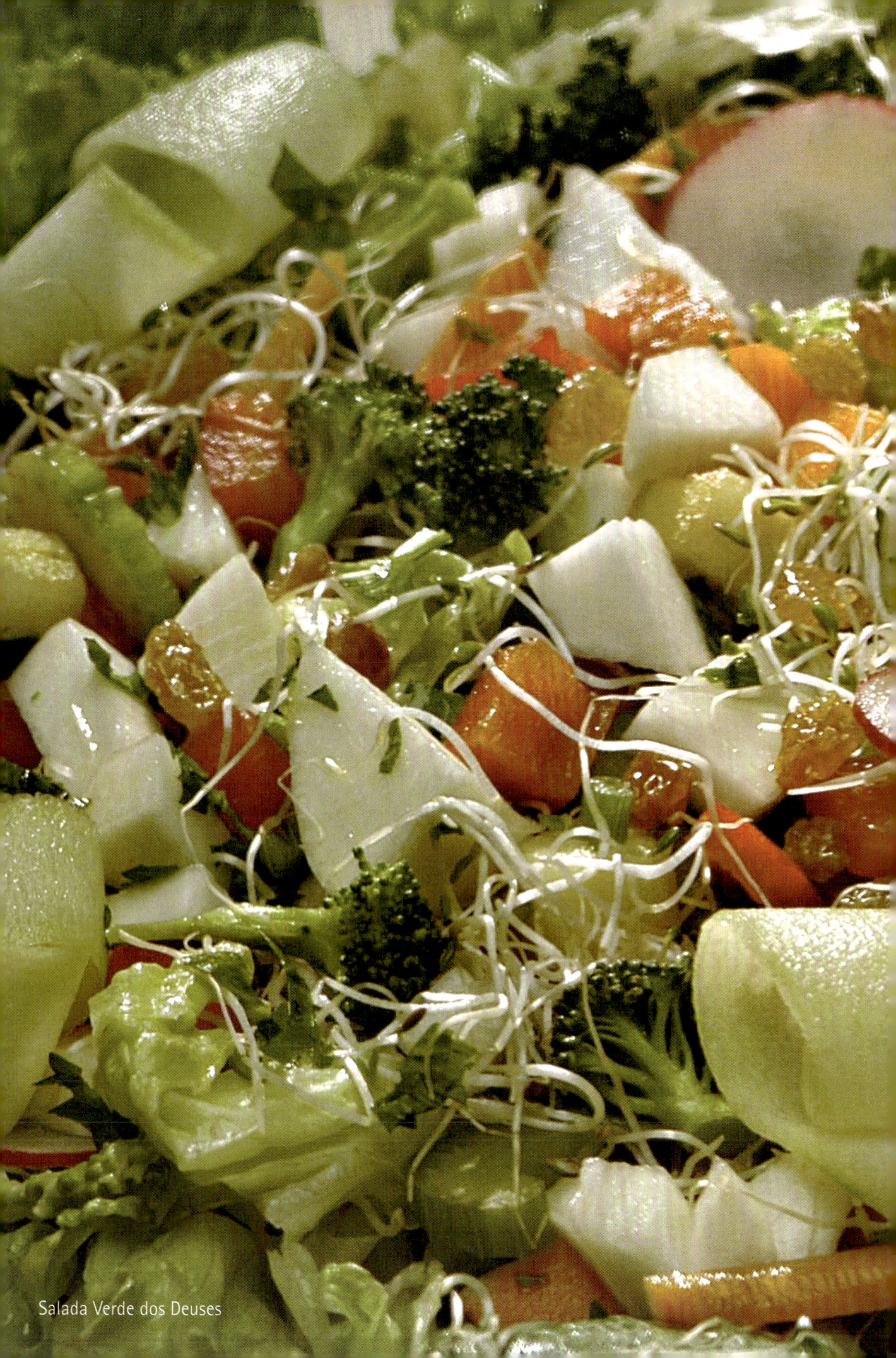

Salada Verde dos Deuses

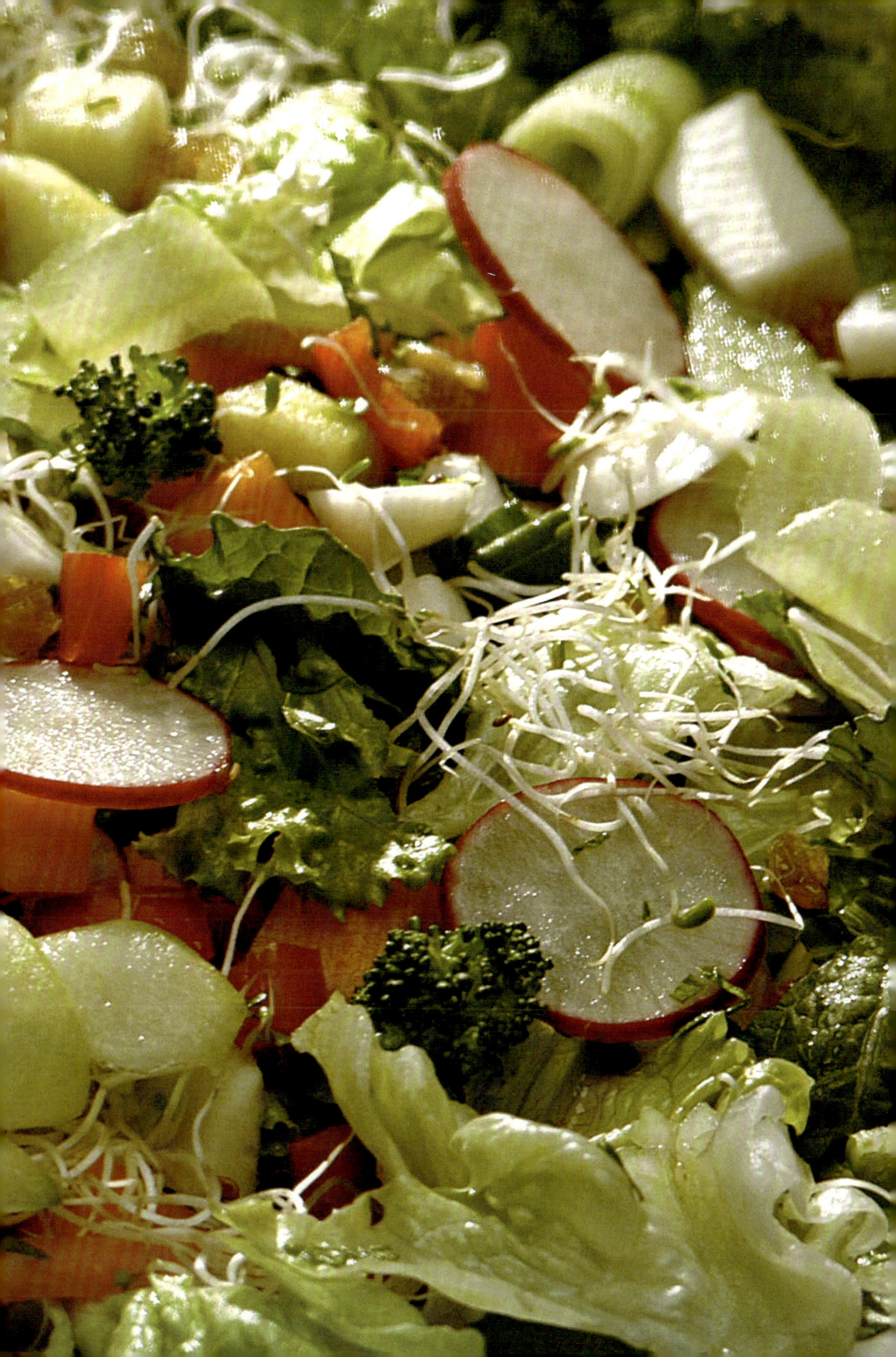

MINHA SALADA VERDE PREDILETA

Esta salada age na purificação das vias urinárias, elimina as toxinas da nicotina e da poluição e auxilia na salivação dos alimentos. O agrião age também na boa função das glândulas (especialmente a tireóide). A alface ajuda na dissolução das gorduras e faz o organismo trabalhar, protegendo-se de doenças. A abóbora é rica em sódio, potássio, magnésio, ferro, cloro e fósforo. Prefira sempre comer a abóbora crua, em cubinhos: o cozimento acrescenta mais de 50% em carboidratos. Em 1 litro de água filtrada, colocar 3 gotas de iodo, deixar as verduras ou frutas nessa água por 3 minutos. Retirar e enxugar. O iodo é altamente germicida.

INGREDIENTES

1 1/2 xícara (chá) de abóbora crua cortada em cubinhos
2 xícaras (chá) de agrião
1 xícara (chá) de acelga picada
4 folhas de alface picada
1 xícara (chá) de salsinha picada bem fina
1 xícara (chá) de floretes de brócolis
1 xícara (chá) de brotos de alfafa

MÉTODO

Misture todos os ingredientes em uma saladeira ou arranje-os em uma travessa grande. Sirva com o molho de sua preferência à parte.

SALADA BRASILEIRA

"Não existe cura verdadeira sem tirar as causas." (Hipócrates)

As frutas e os vegetais ajudam a prevenir as mutações cancerígenas.

INGREDIENTES

1/4 de xícara (chá) de suco de limão
1/4 de xícara (chá) de molho *shoyu*
1/4 de xícara (chá) de castanhas-do-pará picadas
1 abacaxi picado em pedaços de 2 cm
500 g de beterrabas descascadas e cozidas
1/4 de xícara (chá) de coentro fresco picado

MÉTODO

Numa vasilha, misture o suco de limão e o *shoyu*. Acrescente as castanhas ao molho. Regue com ele o abacaxi e a beterraba, em uma travessa. Enfeite com o coentro.

SALADA DE ALFACE E CARAMBOLA

Atividades físicas, como andar tomando sol pela manhã diariamente, são muito importantes porque criam um hormônio pró-vitamina D, que fixa melhor o cálcio no organismo.

INGREDIENTES

300 g de queijo *gouda* derretido e picado
1 pé de alface americana rasgada com a mão
1 1/2 xícara (chá) de erva-doce picada
2 kiwis médios descascados e cortados em fatias
2 carambolas médias maduras em fatias (ficam como estrelinhas)
1/2 de xícara (chá) de nozes picadas
1/3 de xícara (chá) de folhas de hortelã
3 colheres (sopa) de sementes de erva-doce

MÉTODO

Forre o fundo de uma travessa com o queijo. Acrescente a erva-doce, a alface, o kiwi, a carambola e as nozes. Junte a hortelã e misture. Salpique com as sementes de erva-doce e enfeite com algumas estrelas de carambola.

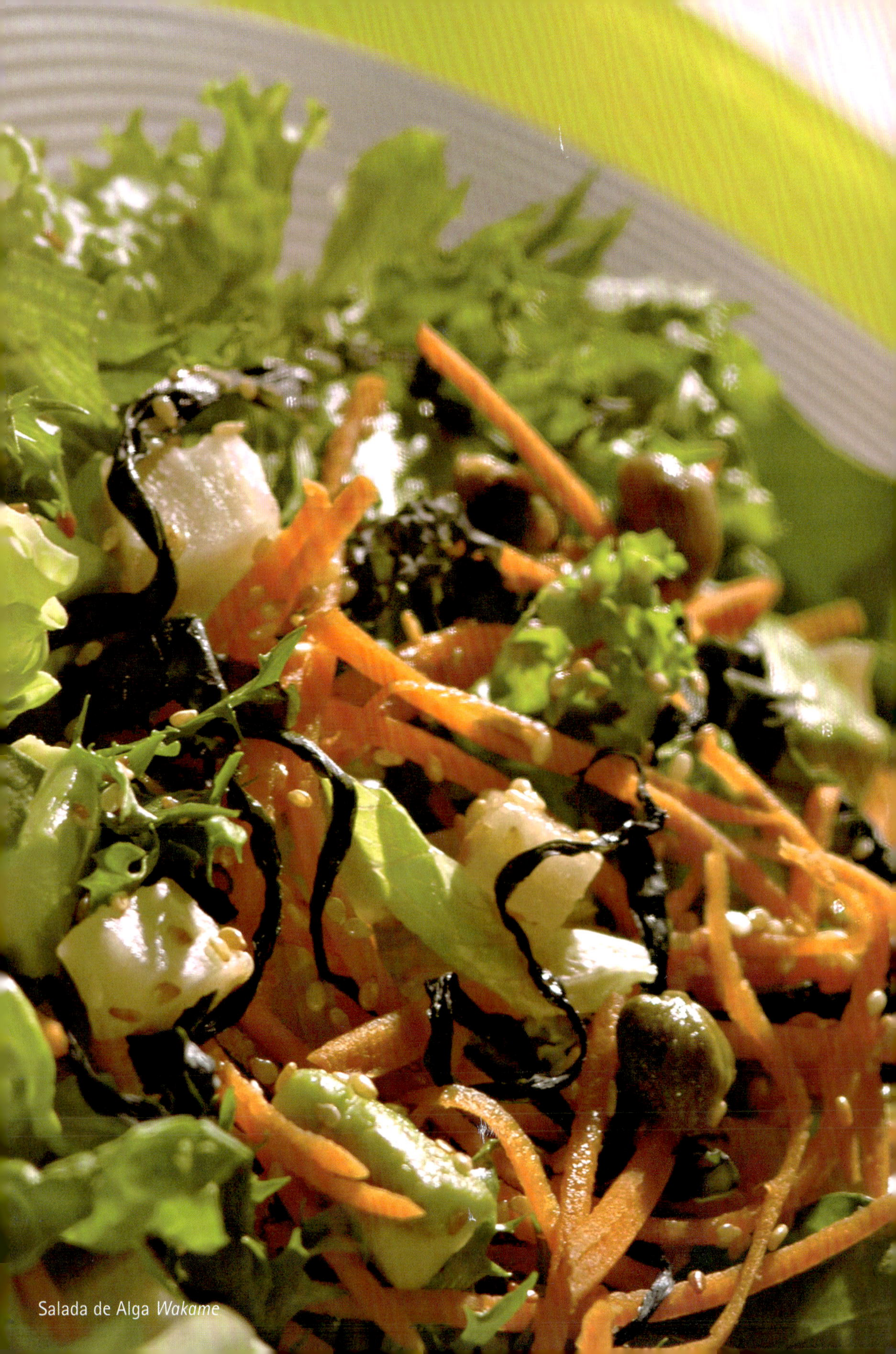

Salada de Alga *Wakame*

ALGAS MARINHAS

As algas marinhas ajudam a controlar as emoções e são importantes para a cura de indigestão e constipação.

Também são fontes de iodo. No nosso organismo, o iodo está ligado à glândula tireóide. A função dessa glândula tireóide é ser a guardiã da cabeça e da mente.

O escritor e jornalista Monteiro Lobato descreveu, em um de seus artigos, comunidades do interior brasileiro onde, na década de 1940, quase todas as pessoas apresentavam papeira, o bócio. Trata-se do inchaço da glândula tireóide que provoca grande deformidade no pescoço. Na descrição de Lobato, é possível visualizar nessas pessoas: "gestos comedidos, fala pausada, andar um pouco arrastado e raciocínio lento, que revela um entendimento deficiente sobre as coisas e os fatos". Sofriam de "carência de iodo" provocada pela falta dessa substância na alimentação, o que resulta numa doença, o hipotireoidismo.

A tireóide é a glândula produtora dos hormônios que regulam o crescimento e o desenvolvimento do organismo. Para atuar, ela necessita de muito iodo: 80% do iodo em nosso corpo é usado por ela.

Na falta de iodo, a glândula deixa de produzir inúmeras substâncias reguladoras, afetando o crescimento e o desenvolvimento das crianças e tornando os adultos lentos no corpo e na mente.

O estresse também gasta a reserva de iodo usada pela tireóide. Por isso, é importante estar mentalmente bem para ter a calma interior que não "queima" o iodo. Também é preciso ingerir alimentos ricos nessa substância.

Pode-se usar as algas marinhas nas sopas, nos pães e até mesmo nos doces e balas. O iodo é mais abundante nas águas dos oceanos, em alguns minerais, nos animais marinhos e na vegetação marinha. Ele é um grande fixador e controlador de cálcio, e evita a formação de catarro nos brônquios: o iodo das algas é mucolítico (tira a inflamação dos brônquios).

É IMPORTANTE CONSUMIR ALGAS MARINHAS COM REGULARIDADE. ISSO ESTIMULA A TIREÓIDE E AUMENTA A CONCENTRAÇÃO E A ATENÇÃO.

ALIMENTOS RICOS EM IODO

ABACAXI (CULTIVADO PERTO DO MAR)
ALIMENTOS DO MAR
MANGA
ALGA KELP
MAMÃO
QUALQUER TIPO DE ALGA MARINHA

COMO PREPARAR OU CONSERVAR AS ALGAS

- **Alga *Hijiki***

Deixe de molho com um pouco de água: para 1 colher (sopa) de alga, 1/2 colher (chá) de água. Espalhe a alga sobre o arroz já cozido, pois seu vapor irá cozinhá-la. Se possível, coma quatro vezes por semana.

- **Alga *Nori* (*Yakinori*)**

Corte um filetinho de 1 centímetro da alga, polvilhe sobre o arroz já cozido e tampe a panela até que ela murche. Essa é a alga utilizada no preparo de *sushi, uramaki* e sopas.

- **Alga *Wakame* e alga *Kombu***

Corte cerca de 7 centímetros e cozinhe no feijão *azuki* ou com lentilhas. Adicione quando o feijão estiver quase cozido, tampando em seguida. Podem ser utilizadas também no preparo de sopas, enriquecendo com cubos de *tofu*.

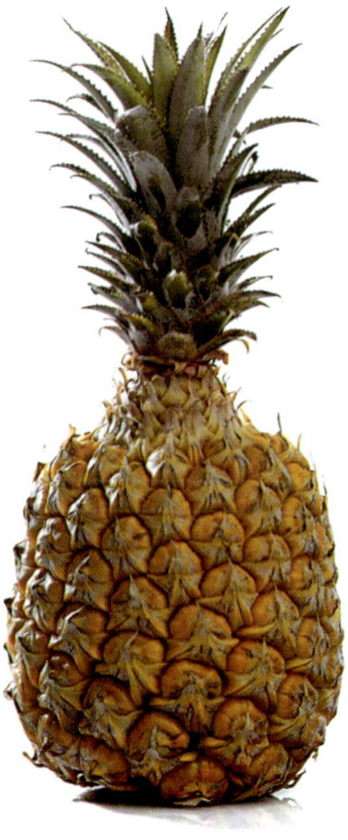

SALADA DE ALGA *WAKAME*

INGREDIENTES

1 pacote de alga *Wakame* (dá para 6 pessoas)
1 prato raso de vários tipos de folhas de alface rasgadas
1 xícara (chá) de cenoura cortada à Julienne
1 xícara (chá) de batata *yacon* cortada em cubos
1 1/2 xícara (chá) de rúcula
2 xícaras (chá) de abacate maduro cortado em pedaços grandes
Sal marinho a gosto
Gergelim torrado e moído a gosto

MÉTODO

Numa vasilha com água, deixe a alga hidratar por 10 minutos. Escorra numa peneira e lave, até ficar clara. Leve ao fogo, mexendo constantemente para secá-la. Reserve-a num prato e regue com sal e gergelim.
Numa saladeira, coloque a alface, a cenoura e a batata *yacon*. Cubra com as folhas de rúcula e o abacate. Salpique a mistura de alga e gergelim por cima. Regue com o **Molho de Açafrão** (ver receita na seção Molhos, p.160).
Variação: como alternativa, pode-se usar o **Molho Pesto com Algas** (ver receita na seção Molhos, p.160).

EMPADÃO DE ALGAS

INGREDIENTES

500 g de batatas orgânicas cozidas
1 pacote (28 g) de alga *Wakame*
1 pimentão vermelho picado
2 colheres (sopa) de germe de trigo
Azeite a gosto
1/2 colher (sopa) de manteiga *ghee*
Azeitonas verdes picadas e lavadas para tirar o excesso de sal
Sal marinho a gosto
Sementes de gergelim a gosto

MÉTODO

Numa vasilha, deixe a alga de molho durante 10 minutos. Escorra, lave, corte em pequenos pedaços e refogue a alga com o pimentão. Quando estiverem cozidos, engrosse com germe de trigo e tempere com azeite. Adicione as azeitonas picadas. Reserve. Em outro recipiente, faça o purê com as batatas amassadas, o sal e a manteiga. A seguir, faça uma camada de purê num refratário. Cubra com o recheio de algas e termine com outra camada de purê. Polvilhe o empadão com sementes de gergelim e leve ao forno para gratinar.

SALADA SHAKESPEARIANA

"Se seus sonhos estiverem nas nuvens, não se preocupe, pois eles estão no lugar certo. Agora, construa os alicerces." (William Shakespeare)

Dieta saudável é a combinação definitiva para uma vida longa, saudável, produtiva e feliz: viver – pensar – recrear!

INGREDIENTES

1 acelga pequena picada
2 xícaras (chá) de pepino com casca cortado em fatias
3 fatias grossas (de 100 g cada) de mozarela derretida
2 xícaras (chá) de alga *Wakame* ou *Hijiki* picadas
Pimentão vermelho em tiras para decorar

MÉTODO

Numa saladeira funda, faça as seguintes camadas: acelga, pepino, algas e, por fim, a mozarela já fria cortada em cubos. Enfeite com as tiras de pimentão. Tempere com o **Molho de Alcaparras** (ver receita na seção Molhos, p.163) ou outro de sua preferência.

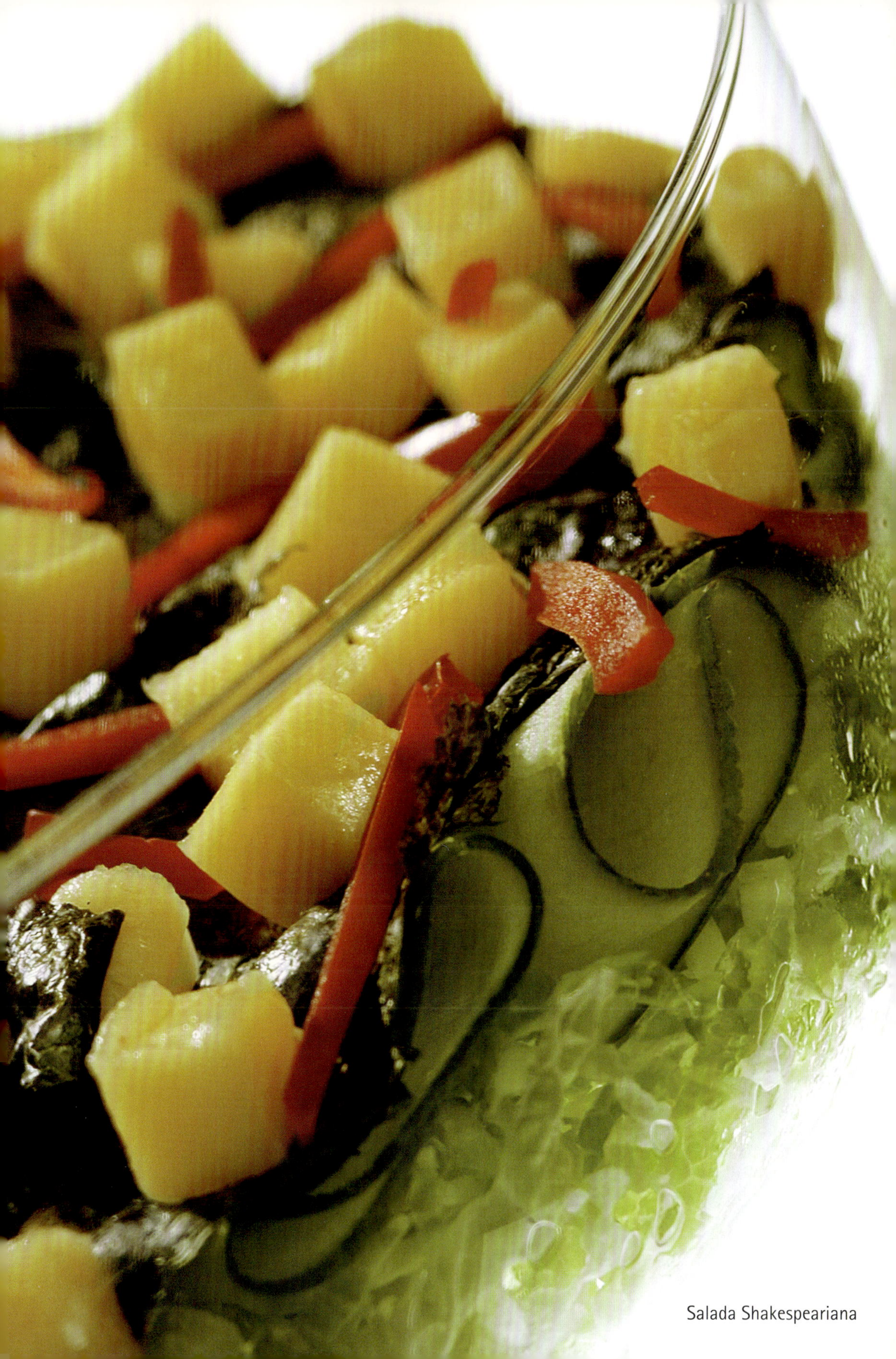

Salada Shakespeariana

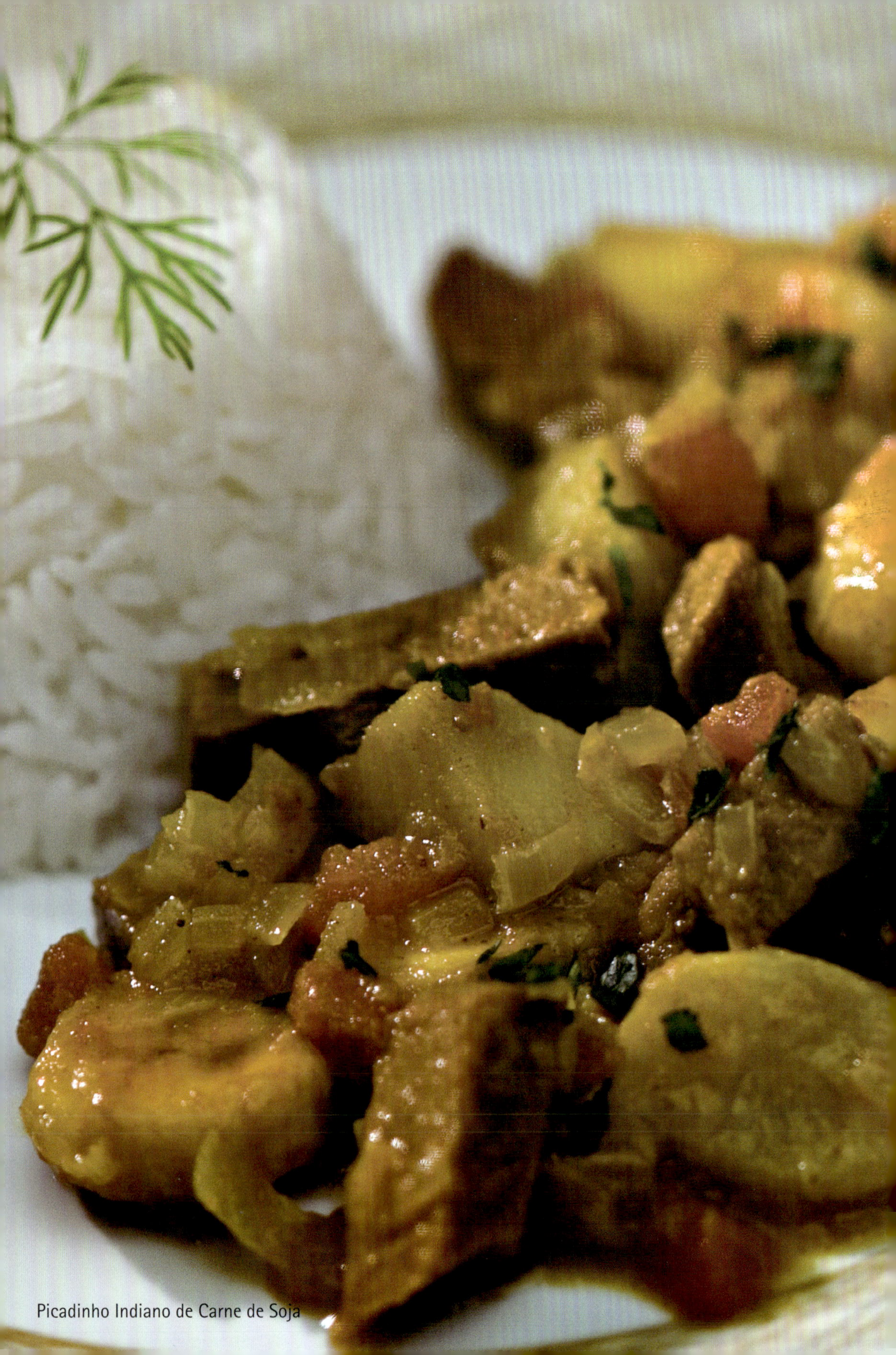
Picadinho Indiano de Carne de Soja

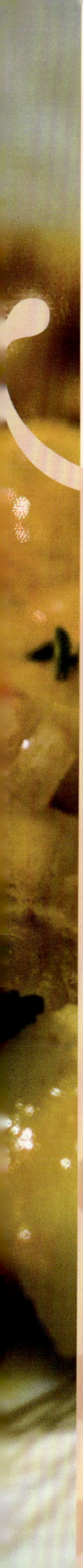

PROTEÍNAS

Sempre que possível, é saudável comer alimentos completos em proteínas como avelã, pinhão, sementes de girassol, brotos de feijão, couve, cenoura e batata-doce.

A melhor qualidade de proteínas é encontrada nos frutos oleaginosos.

Para quem não sabe, a digestão dos carboidratos (amidos) é específica e completamente oposta à digestão da proteína. A combinação de proteína com amido (arroz e feijão, por exemplo) deve ser evitada. O ácido secretado para digerir o feijão, nas primeiras duas horas após a refeição, será forte a ponto de impossibilitar a digestão do amido do arroz. Esse último fermentará e intoxicará o intestino e, por conseqüência, o sangue também.

O ideal é comer amido e proteína separadamente. Primeiro, a proteína (feijão) e só depois de algum tempo, o carboidrato (arroz). Assim, vão se formar camadas no estômago: na inferior, serão digeridas as proteínas (que se comeu primeiro); e na superior, os carboidratos (consumidos depois). Isso evita o desconforto digestivo.

O extrato de soja contém uma substância denominada isoflavona, que é um fitoestrógeno, pois apresenta estrutura semelhante ao estrógeno humano e ao sintético. Alivia sintomas desagradáveis da menopausa, reduz o risco de doenças cardiovasculares e a osteoporose. Reduz também a incidência de certos tipos de câncer, como o de mama, de próstata e de cólon.

SUGESTÕES DO USO DE PROTEÍNA TEXTURIZADA DE SOJA

- Engrossar com farinha integral ou farinha de arroz integral para recheio de abobrinha, berinjela, charutos de repolho, etc.
- Acrescentar ervilha fresca, cenoura, milho, vagem, etc.
- Misturar com molho de tomate, para fazer molho à bolonhesa.

PROTEÍNA DE SOJA TEXTURIZADA COM PIMENTÃO E *SHITAKE*

INGREDIENTES

2 xícaras (chá) de proteína de soja fina
1 cebola pequena
4 dentes de alho
1 pimentão vermelho picado
1/3 de xícara (chá) de salsinha picada
1 folha de louro
3 fatias finas de gengibre
6 tomates orgânicos maduros picados
200 g de cogumelos *shitake* picados
Molho *shoyu* a gosto
1 colher (sopa) de azeite

MÉTODO

Em uma vasilha, molhe a proteína de soja com o *shoyu* (não é necessário encharcar) e reserve. Em uma panela, coloque o azeite e o gengibre e aqueça. Em seguida, faça um refogado adicionando a cebola, o alho, o pimentão, a salsinha, o louro e o tomate. Quando o tomate estiver desmanchado, acrescente o *shitake* e deixe por poucos minutos. Por último, acrescente a proteína de soja, mexendo bem. Desligue o fogo e tampe a panela para que a proteína cresça com o vapor. Sirva a seguir.

EMPADÃO DE SOJA

INGREDIENTES

Soja texturizada fina
Sal marinho a gosto
4 dentes de alho picados
1 folha de louro
1 cebola picada
1 xícara (chá) de cubos de berinjela ao alho e óleo
1 tomate sem pele picado
2 colheres de germe de trigo
Purê de batata com manteiga *ghee*
Sementes de gergelim

MÉTODO

Numa vasilha, deixe a soja moída de molho em água por 10 minutos. Depois, esprema para tirar o excesso de líquido. Adicione o sal, os dentes de alho, a folha de louro, a cebola, a berinjela e o tomate. Numa panela com um pouco de água,"refogue" tudo. Quando estiver cozido, retire a folha de louro e adicione o germe de trigo, mexendo para engrossar. Num refratário, alterne camadas de purê de batata com o recheio de soja, terminando com o purê. Polvilhe o empadão com sementes de gergelim e leve ao forno para dourar. Variação: o recheio de soja do empadão pode ser utilizado como um refogado básico e acompanhado por saladas, raízes e tubérculos cozidos.

SOJA À BOLONHESA

INGREDIENTES

2 xícaras (chá) de proteína de soja texturizada fina
3 colheres (sopa) de azeite extravirgem
Folhas de 2 raminhos pequenos de alecrim picadas
3 dentes de alho bem picados
3 xícaras (chá) de polpa de tomate orgânico
1 xícara (chá) de tomates secos picados
1 colher (sopa) de orégano fresco picado
Sal marinho a gosto

MÉTODO

Numa panela, em fogo brando, refogue a soja no azeite, com o alho e o alecrim. Apague o fogo e acrescente a polpa de tomate, o tomate seco e o orégano. Cubra o refogado com papel-manteiga cortado no diâmetro da panela. Leve tudo ao forno quente por 25 minutos. O molho estará pronto para ser misturado a um espaguete, ou no arroz integral, como um risoto.

TAGINE DE SOJA

INGREDIENTES

250 g de proteína de soja texturizada grossa
1/2 maço de coentro
1 colher (sopa) de canela
1 pedaço de gengibre ralado
1 cebola ralada
3 dentes de alho
2 colheres (sopa) de azeite
Azeitonas verdes sem caroço a gosto
1 1/2 colher (sopa) de suco de limão
1 colher (sopa) de açafrão em pó
1/2 xícara (chá) de água

MÉTODO

Em uma vasilha, misture todos os ingredientes. Cozinhe em panela apropriada para tagine, tampada por 20 minutos em fogo baixíssimo. Sirva na própria panela.

SUGESTÃO

Este prato é um acompanhamento e pode ser servido com arroz ou cuzcuz.

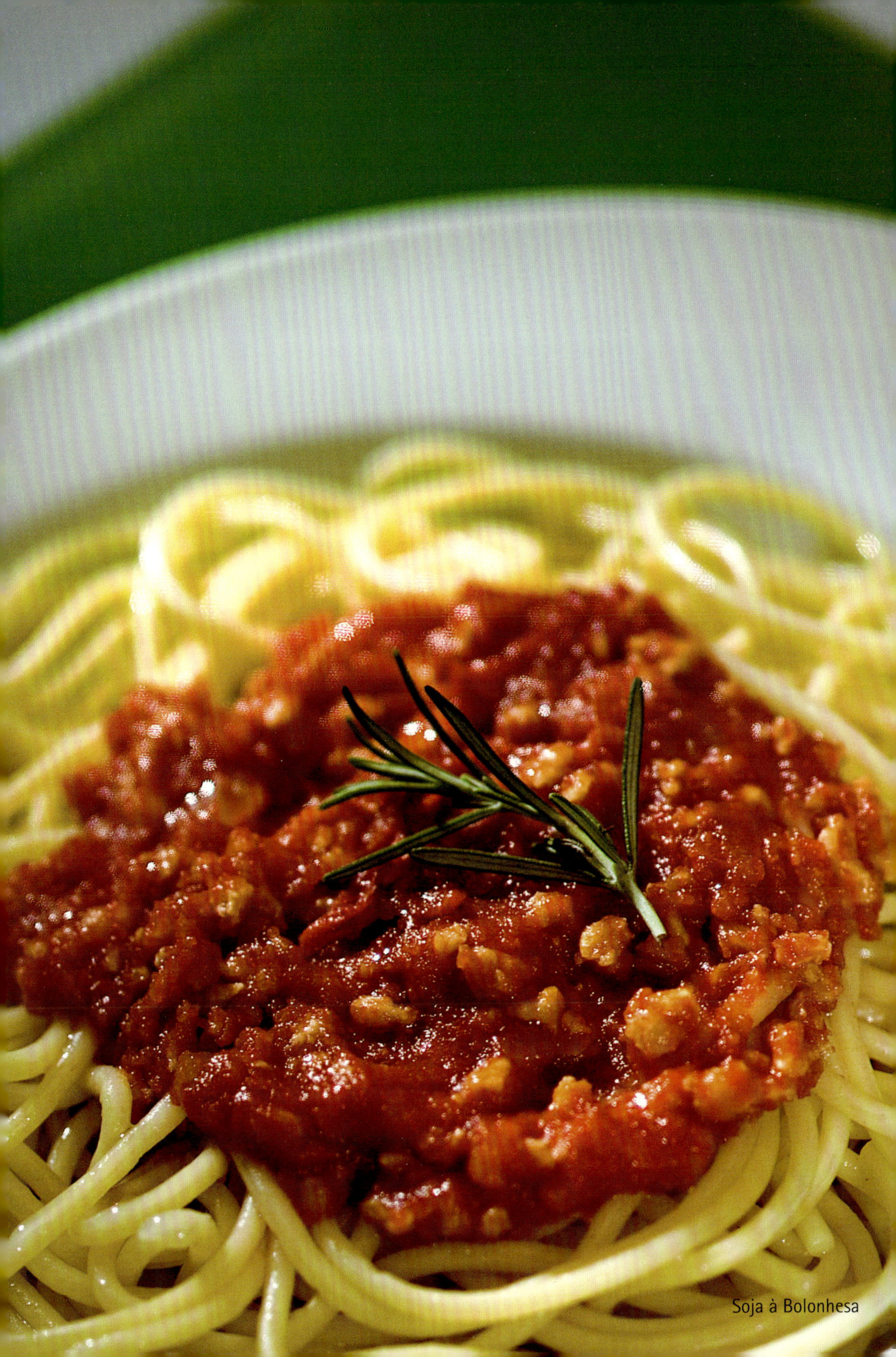

Soja à Bolonhesa

PICADINHO INDIANO DE CARNE DE SOJA*

INGREDIENTES

600 g de carne de soja cortada em tirinhas
2 colheres (sopa) de manteiga ou azeite
1 cebola grande picada
1 tomate orgânico sem pele e sem sementes picado
2 colheres (sopa) de molho inglês
1 maçã verde picada
1 colher (sopa) de *curry* em pó
2 bananas-nanicas cortadas em rodelas
2 colheres (sopa) de salsinha picada
Sal marinho a gosto

MÉTODO

Numa panela, derreta a manteiga ou o azeite e refogue a cebola, apenas até ficar murcha. Acrescente a carne de soja, mexa um pouco, junte o tomate e o molho inglês. Deixe cozinhar por alguns instantes e adicione a maçã.
Dissolva o *curry* em meio copo de água e despeje na mistura. Cozinhe em fogo baixo por 5 minutos, com a panela tampada. Junte a banana e cozinhe por mais 3 minutos, misture a salsinha e apague o fogo. Sirva acompanhado de arroz branco com leite de coco.

* *Esta receita é vegetariana, não é higienista.*

GUISADO DE CARNE VEGETAL COM FIGO E VINHO

INGREDIENTES

250 g de carne vegetal picada em cubos
3 colheres (sopa) de azeite
2 dentes de alho
1 1/2 xícara (chá) de vinho tinto seco
1 xícara (chá) de água
2 colheres (chá) de mostarda em pó
2 colheres (chá) de manjericão fresco picado
2 colheres (chá) de salsinha picada
1 1/2 xícara (chá) de figos secos (ou damascos) cortados ao meio
Sal marinho a gosto

MÉTODO

Numa panela, refogue a carne vegetal no azeite, com os dentes de alho. Acrescente o vinho, a água, a mostarda, o manjericão, a salsinha e as metades de figo. Cozinhe por 15 minutos, junte o sal. Sirva com cevada, arroz ou painço, junto com uma salada de agrião.

PICADINHO DE HAMBÚRGUER VEGETARIANO

INGREDIENTES

3 colheres (sopa) de manteiga de *tahine* ou azeite
4 colheres (sopa) de cebola picada
250 g de hambúrguer vegetariano picado em cubos
Sal marinho a gosto
1 xícara (chá) de **Caldo de Legumes Básico** (ver receita na seção Sopas, p.124)
1 xícara (chá) de milho verde
1 ovo para a farofa
2 xícaras (chá) de farinha de mandioca
Salsinha e cebolinha picadas a gosto
Mandioca frita para guarnecer o prato (a gosto)

MÉTODO

Numa frigideira com um pouco da manteiga, refogue 2 colheres (sopa) de cebola, até dourar. Junte o hambúrguer picado, refogue um pouco. Adicione sal em pequena quantidade e o Caldo de Legumes Básico. Cozinhe por 3 minutos. Reserve. Numa panela com um pouco da manteiga, refogue o milho. Reserve. Em outra frigideira com o restante da manteiga, refogue as 2 colheres de cebola. Quebre o ovo por cima, sem mexer por alguns instantes. Adicione a farinha de mandioca, mexendo sempre, e junte a salsinha e a cebolinha. Sirva, na mesma travessa, o picadinho, a farofa e o milho.

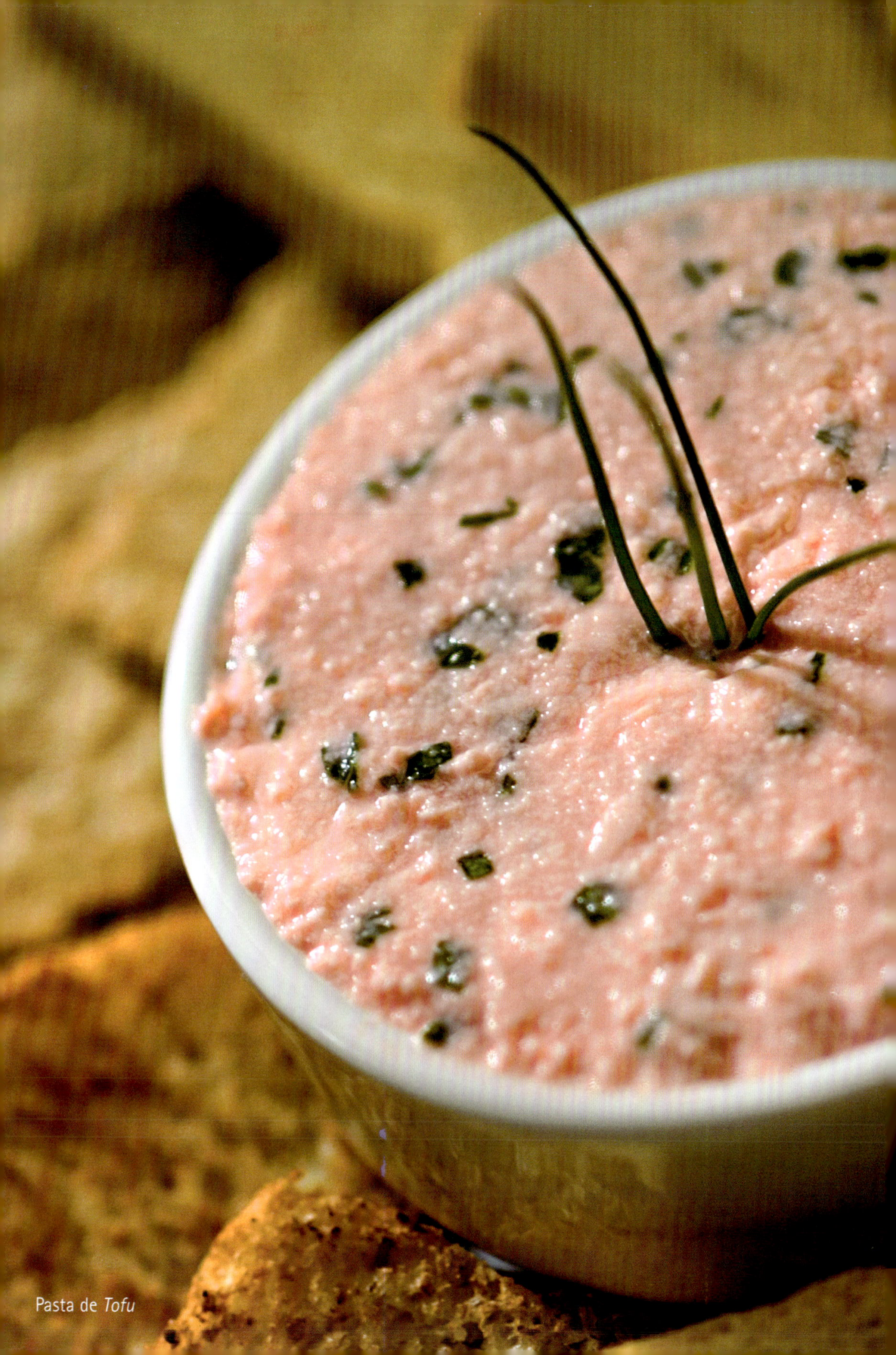

Pasta de *Tofu*

TOFU

O *tofu*, o queijo de soja, é composto de aglutinina da soja, que é um alimento anticancerígeno. Ela tem a capacidade de identificar seletivamente e logo no início as células modificadas, varrendo-as do organismo.

Os derivados da soja (coalhada, leite e *tofu*) são fontes ricas em antígenos, substâncias que acionam a produção de anticorpos no organismo para lutar contra as doenças. É necessária uma pequena quantidade para a aglutinação (limpeza sob ação da lecitina de soja). O *tofu* é mais saudável que a própria soja, exatamente por ter a lecitina.

A lecitina de soja contém os componentes genesten e diaziden (que ajudam a equilibrar o nível de estrogênio na mulher). Ela também tem outras propriedades que podem reduzir o suprimento de sangue para os tumores cancerosos.

A seu desfavor, o *tofu* tem apenas a forma como é apresentado, de uma maneira não muito atraente, colocado em um saco plástico imerso em água fria.

Como não tem um sabor especial, é melhor cozinhá-lo misturando com verduras e temperos fortes: alho, gengibre, molho de soja, etc.

Do ponto de vista nutricional, o *tofu* é uma refeição completa e podemos pensar nele como um alimento preventivo de doenças.

A soja e seus derivados (coalhada ou *tofu*) são o caminho para uma boa saúde.

A alimentação vegetariana é a dieta natural dos seres humanos.

CROQUETES DE *TOFU*

INGREDIENTES

3 ovos
1 xícara (chá) de *tofu*
2 colheres (sopa) de óleo de girassol
2 colheres (sopa) de levedura de cerveja
1 cebola pequena picada
Salsinha picada a gosto
Sal marinho a gosto
1 xícara (chá) de farinha de milho ou pão ralado
1 tomate orgânico fatiado

MÉTODO

Cozinhe 2 ovos e amasse-os com o garfo. Bata o ovo restante e adicione o *tofu*, o óleo, a levedura, a cebola e o sal. Misture bem. Forme croquetes com essa massa, passando-os num prato fundo com a farinha de milho ou o pão ralado. Coloque os croquetes num refratário untado. Asse em forno moderado (160°C) durante 20 minutos. Sirva com salsa picada e rodelas de tomate.

TOFU AO GERGELIM COM TOMATE

Este prato é rico em fósforo, ferro, magnésio, cálcio, vitamina C, acido fólico e possui poucas calorias.

INGREDIENTES

300 g de *tofu*
4 colheres (sopa) de molho *shoyu*
5 ou 6 colheres (sopa) de suco de limão
8 tomates orgânicos médios, bem maduros, sem pele e cortados em meia-lua
1 colher (chá) de vinagre balsâmico
Folhas de manjericão picadas
Sal marinho a gosto
4 colheres (sopa) de azeite extravirgem
4 colheres (sopa) de gergelim
Folhas de manjericão para enfeitar

MÉTODO

Corte o *tofu* em cubos médios. Coloque numa vasilha e deixe de molho no *shoyu* e no suco de limão por meia hora. Reserve. Em outro recipiente, tempere as meias-luas de tomate com o vinagre balsâmico, o manjericão, o sal e o azeite. Reserve. Cubra todos os lados dos cubos de *tofu* com o gergelim. Doure-os numa frigideira antiaderente ligeiramente untada com azeite por 7 a 8 minutos (sem tostar). Arrume o *tofu* sobre os tomates reservados numa travessa. Enfeite com folhas de manjericão. Sirva quente.

PASTA DE *TOFU*

A civilização atual ingere em sua alimentação 20 vezes mais proteína do que necessita. Tal excesso representa a grande causa das doenças (acidose), a falta de imunidade e o aumento da pressão arterial, pois acelera o metabolismo desencadeando desgaste mais rápido.

INGREDIENTES

500 g de *tofu*
Cebolinha e salsinha picadas a gosto
Beterraba em pó a gosto
Sal marinho a gosto

MÉTODO

Em uma tigela, misture o *tofu*, a cebolinha, a salsinha, a beterraba em pó e o sal, até formar uma pasta. Sirva como complemento para diversos pratos.

TOFU NO FORNO

INGREDIENTES

1/2 xícara (chá) de *tahine*
1/2 xícara (chá) de *missô* (pasta de soja)
600 g de *tofu* cortado em fatias
1 cebola picada
Orégano ou manjericão fresco a gosto

MÉTODO

Numa vasilha, misture o *tahine* e o *missô*. Adicione água, para amolecer, até ficar quase líquido e reserve. Cubra o fundo de um refratário retangular com as fatias de *tofu* e a mistura. Espalhe a cebola por cima e leve ao forno. Estará pronto quando a cebola afundar no caldo.

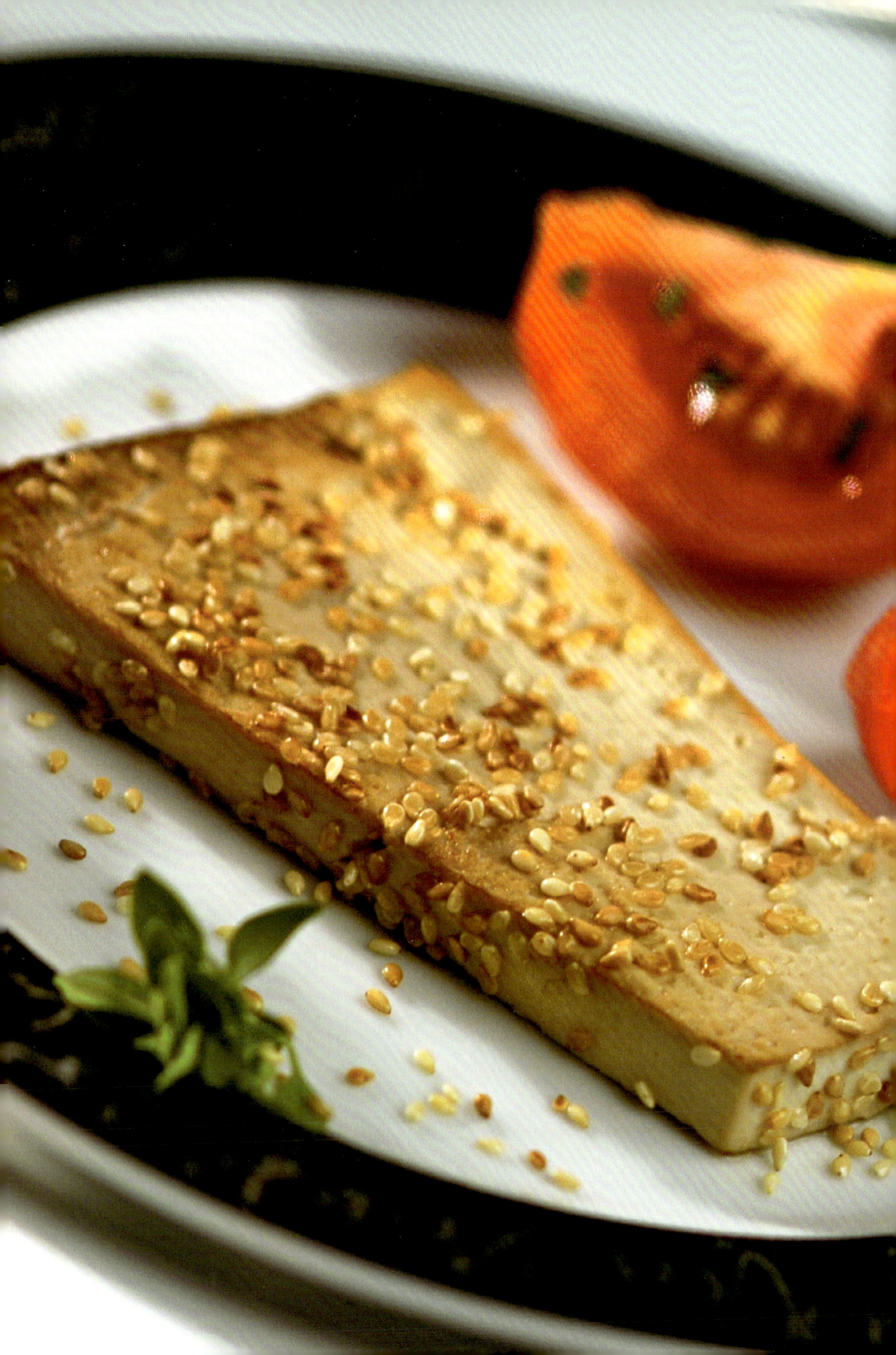

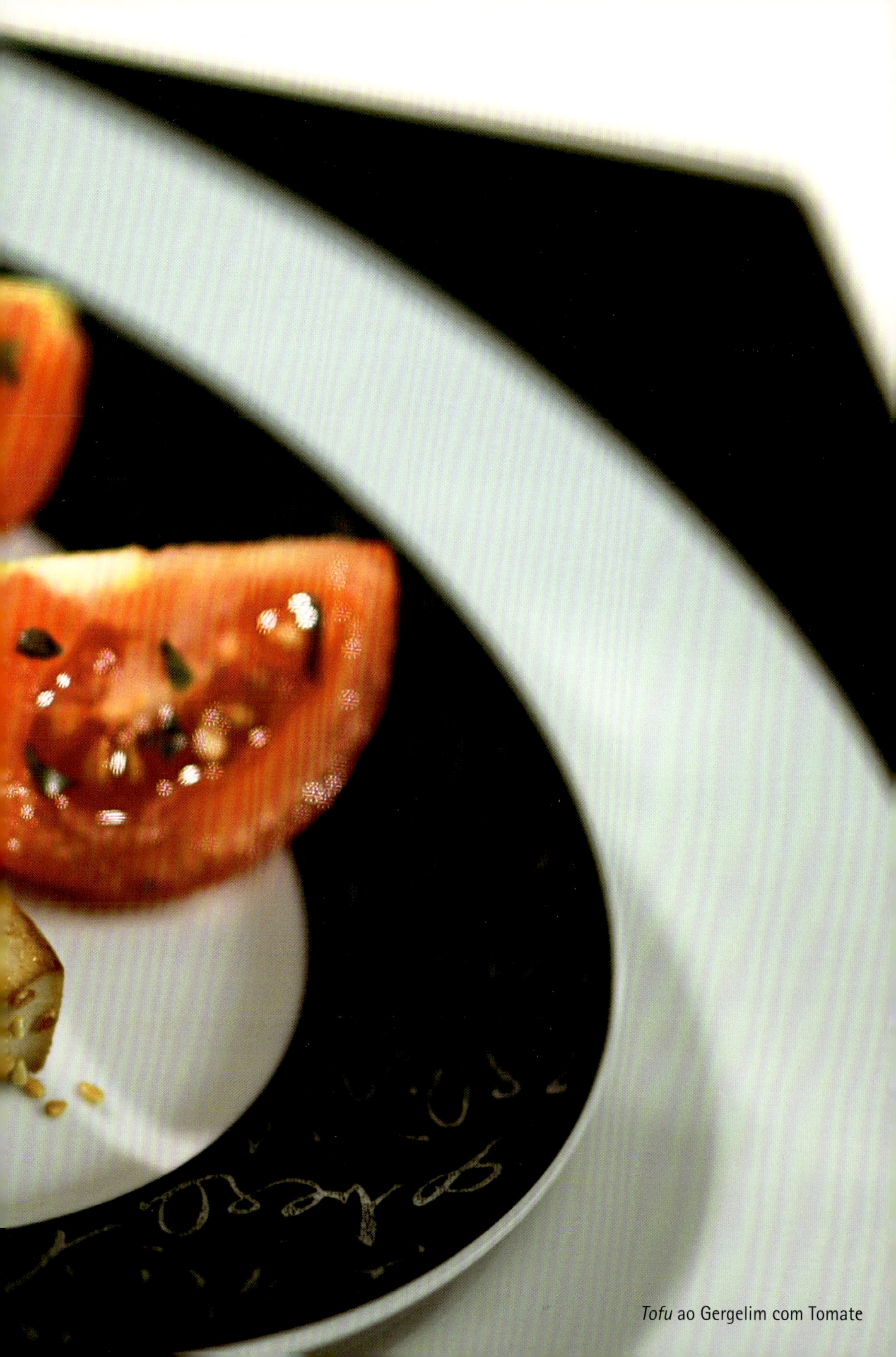

Tofu ao Gergelim com Tomate

SOJINHA À MODA DE BENGALA

INGREDIENTES

2 xícaras (chá) de sojinha texturizada
1/2 limão
2 cebolas médias picadas
2 colheres (sopa) de *tahine* ou azeite extravirgem
3 maçãs raladas
1 colher (sopa) de *curry* em pó
1/2 xícara (chá) de farinha de castanhas
1 xícara de chá de **Caldo de Legumes Básico** (ver receita na seção Sopas, p.124)
Sal marinho a gosto
2 colheres (sopa) de salsa picada
1 colher (sopa) de cebolinha picada
1 xícara (chá) de creme de leite *light*

MÉTODO

Numa panela, umedeça a sojinha em água com meio limão espremido e deixe de molho por 10 minutos. Lave em seguida e esprema bem. Reserve. Doure as cebolas e as maçãs no *tahine* ou azeite até obter um purê. Reserve. Numa vasilha, misture bem o *curry*, a farinha de castanhas e o Caldo de Legumes Básico. Adicione essa mistura à sojinha reservada na panela e leve ao fogo para engrossar. Se precisar, coloque um pouco de água para obter a consistência de caldo grosso. Junte o sal, a salsa, a cebolinha, o creme de leite e deixe reduzir, mexendo algumas vezes, por 3 a 5 minutos. Sirva com o purê de maçã e com arroz integral feito com açafrão e enfeitado com rodelas de banana madura.

LEITE DE SOJA

Este leite substitui o de vaca nas receitas. Pode ser aromatizado com baunilha ou outra essência de sua preferência.

INGREDIENTES

1 xícara (chá) de soja
2 xícaras (chá) de água

MÉTODO

Coloque os grãos de molho durante a noite. No dia seguinte, escorra a água e lave bem. Bata no liquidificador com a água, até que os grãos fiquem totalmente triturados. Coe com um pano limpo. O resíduo pode ser usado para pães, biscoitos ou assados. Deixe esfriar e armazene sob refrigeração.

SOJINHA AO MOLHO DE JABUTICABA

A jabuticaba possui o nome guarani *iapoti-kaba*, que significa frutas em botão. Possui elevado valor nutritivo: vitaminas C e B2, niacina, sais minerais, ferro, cálcio e fósforo.

INGREDIENTES

2 xícaras (chá) de sojinha texturizada
3 colheres (sopa) de azeite extravirgem
1/2 xícara (chá) de cebola picada
3 dentes de alho picados
1 galho de tomilho
1 galho de alecrim
1/3 de xícara (chá) de salsinha picada
Sal marinho a gosto
1/2 litro de **Caldo de Legumes Básico** (ver receita na seção Sopas, p.124)
400 g de jabuticabas frescas
2 xícaras (chá) de *shimeji* picado
1 colher (chá) de açúcar mascavo

MÉTODO

Depois de deixar a sojinha de molho, esprema bem para tirar o excesso de água e refogue numa panela com o azeite, a cebola, o alho, o alecrim, o tomilho, a salsinha e o sal. Reserve. Em outra panela preaquecida em fogo baixo, amasse as jabuticabas, adicione o Caldo de Legumes Básico e mexa por 10 minutos. Coe numa peneira e volte à panela. Junte a sojinha reservada, o *shimeji* e o açúcar e cozinhe por mais 10 minutos. Ideal para molhos de macarrão ou risotos.

SOJA TEXTURIZADA COM LEITE DE COCO – PRATO DE VERÃO

INGREDIENTES

1 garrafinha de 200 ml de leite de coco
1/2 pacote de soja texturizada grossa
2 colheres (sopa) de azeite extravirgem
2 pimentões vermelhos
1 cebola grande
1 xícara (chá) de aipo picado
2 colheres (sopa) de molho de tomate
100 g de azeitonas pretas sem caroço
100 g de azeitonas verdes
1/2 xícara (chá) de maionese *light*
Sal, limão e pimenta vermelha a gosto
1 xícara (chá) de feijão-de-soja
2 xícaras (chá) de água

MÉTODO

Em uma tigela coloque a soja, adicione água fervendo e deixe por 10 minutos. Esprema a soja com o auxílio de um espremedor de batatas. Tempere-a com o sal, limão e a pimenta e deixe descansar por 10 minutos. Refogue a cebola no azeite e acrescente o molho de tomate, a soja e o leite de coco, cozinhe por 10 minutos. Corte os pimentões em tiras, ferva por 10 minutos, escorra a água e reserve. Quando a mistura da soja estiver pronta, deixe esfriar um pouco, coloque em uma tigela, junte as azeitonas, os pimentões e a maionese. Por último, acrescente o aipo picado e torne a misturar. Está pronto.

FEIJOADA VEGETARIANA

O bolor (toxina T2) é encontrado nas ervilhas secas e nos feijões e é causador de hipertensão e doenças renais. Para eliminá-lo, coloque 1 colher (café) de ácido ascórbico e 20 gotas de ácido clorídrico a 5% para cada litro de água filtrada. Deixe os grãos de molho por meia hora. Em seguida, cozinhe com os ácidos. Está resolvido o problema do bolor T2.

INGREDIENTES

500 g de feijão-preto
1 maço de couve picada
3 cenouras médias picadas grossas
1 1/2 xícara (chá) de bardana picada
2 xícaras (chá) de palmito pupunha picado
3 abobrinhas médias picadas grossas
1/2 xícara (chá) de salsinha picada
1 1/2 xícara (chá) de salsão picado
2 xícaras (chá) de abóbora picada grossa
1/2 xícara (chá) de ervilhas frescas
1 1/2 xícara (chá) de quiabos cortados (opcional)
2 xícaras (chá) de *tofu* cortado em cubos grandes
2 hambúrgueres vegetarianos picados em cubinhos

MÉTODO

Em um recipiente, deixe o feijão de molho em água por 10 horas. Escorra e coloque em uma panela, com água 2 dedos acima do feijão. Cozinhe em fogo médio, com tampa pesada, para não perder o vapor. Quando o feijão começar a amaciar, esmague uma parte dos grãos, para engrossar. Adicione todos os ingredientes, menos o *tofu* e o hambúrguer picado. Deixe por cerca de 25 minutos. Junte os dois ingredientes e cozinhe por mais 5 minutos antes de servir.

SOJA COM COCO NO ABACAXI

INGREDIENTES

1 garrafinha de 200 ml de leite de coco *light*
2 colheres de sopa de cebola picada
2 xícaras (chá) de soja texturizada fina
1 dente de alho picado
2 colheres (sopa) de manteiga *ghee*
1 fatia grossa de abacaxi fresco
1 colher (sopa) de hortelã picada
Sal, *curry* e pimenta vermelha a gosto

MÉTODO

Corte a fatia de abacaxi em cubos de 1 centímetro e reserve. Coloque a manteiga em uma frigideira, leve ao fogo e incorpore a cebola, refogue até ficar macia. Acrescente o alho, a pimenta e o sal. Adicione a soja e refogue, misturando por 5 minutos. Salpique o *curry*, mexa e adicione o abacaxi. Regue com o leite de coco e cozinhe por 10 minutos em fogo baixo. Por último, salpique a hortelã e sirva com arroz branco.

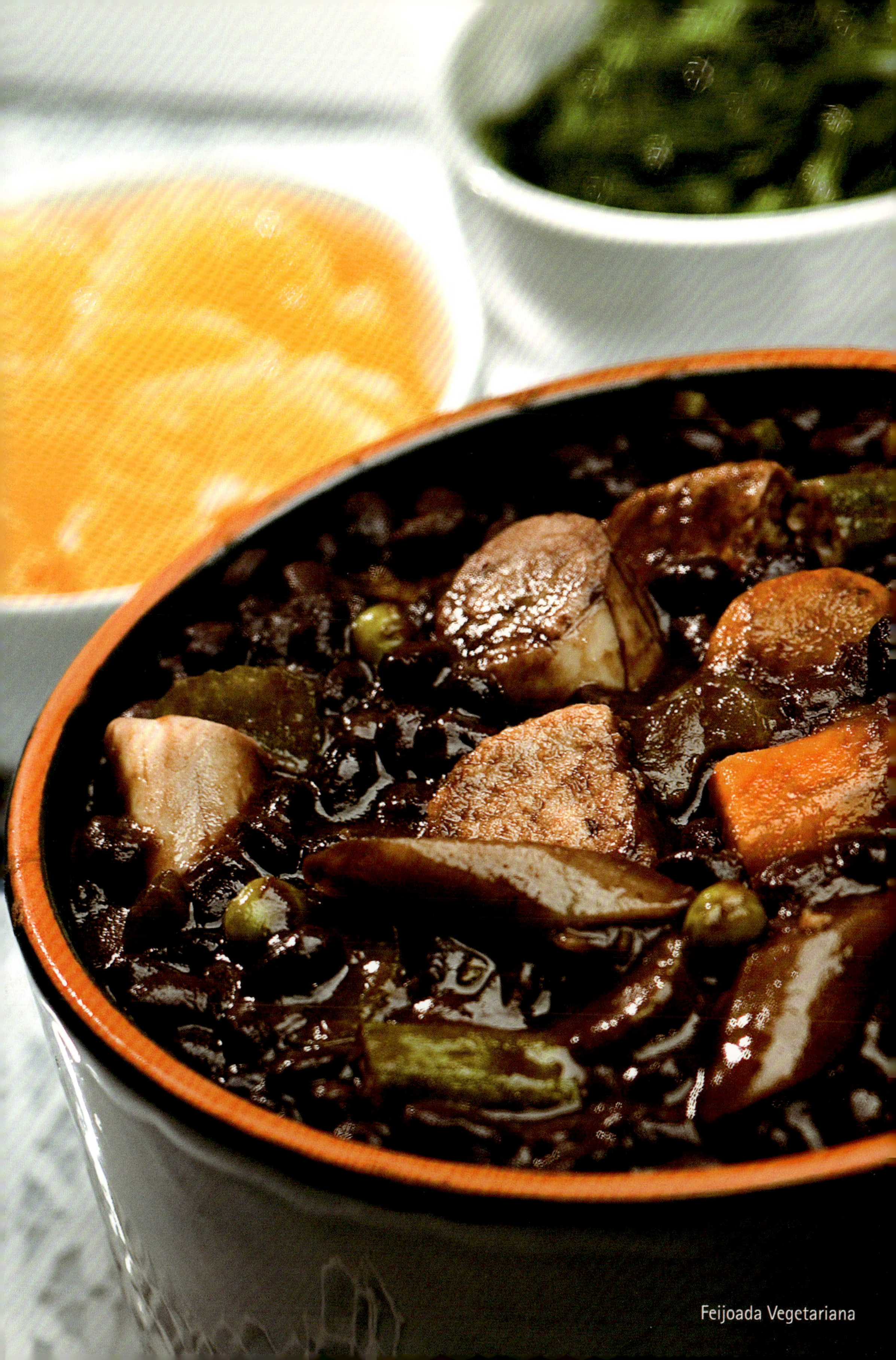
Feijoada Vegetariana

capítulo 3

ALIMENTAR, BEM-NUTRIR, ENERGIZAR

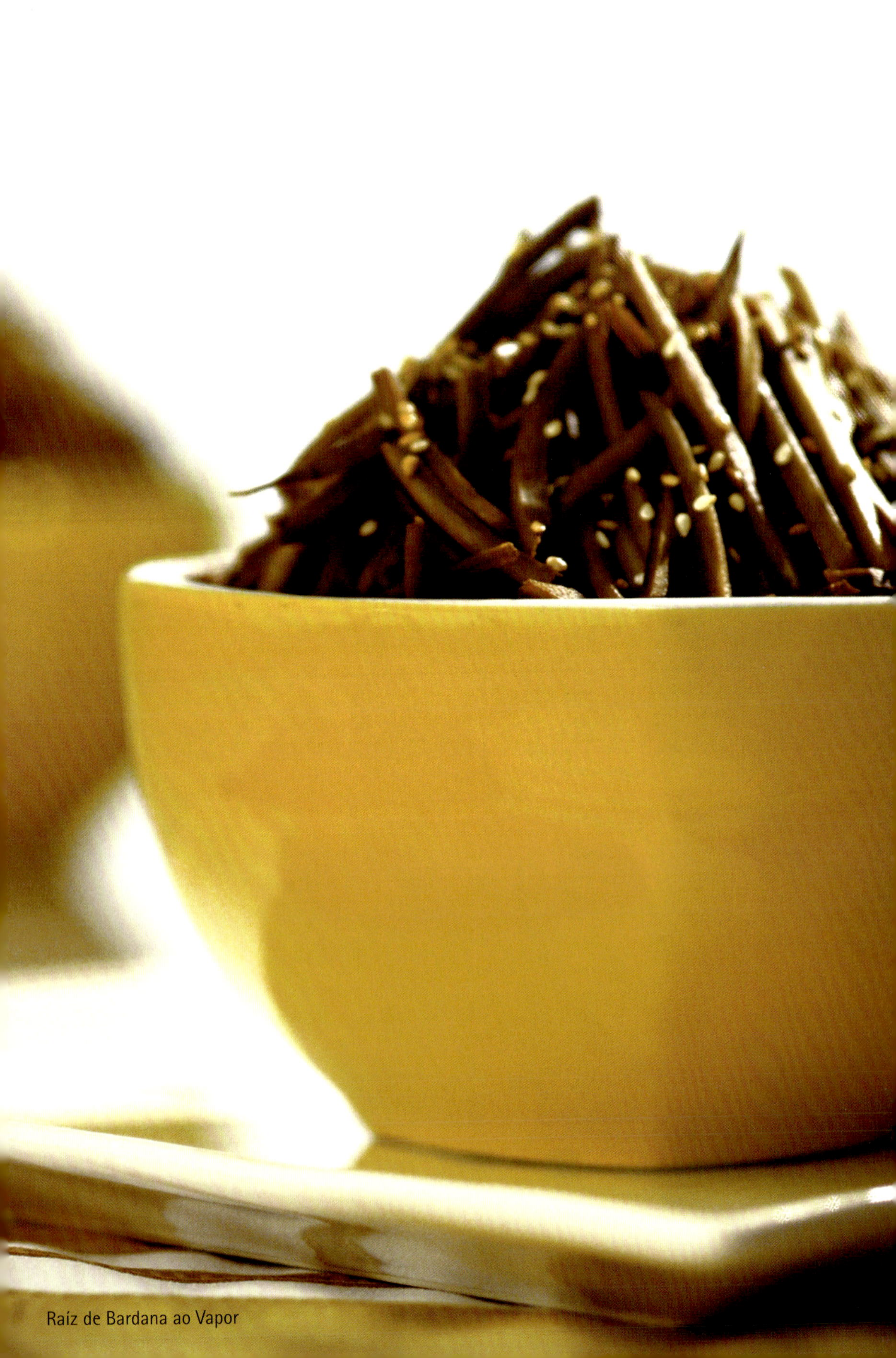

Raíz de Bardana ao Vapor

RAÍZES E TUBÉRCULOS

Raízes e tubérculos entram em grande quantidade num cardápio saudável, pois são carboidratos de digestão rápida e neutralizam a acidez. Podem ser cozidos ou assados e consumidos com a casca ou a pele. É o caso da batata-doce e da mandioquinha, que devem ser consumidas com a pele, para beneficiar o sistema nervoso e os cabelos.

A beterraba é uma raiz, mas, quando consumida crua, ataca os rins, porque tem ácido oxálico. Portanto, deve-se cozinhá-la para neutralizar o ácido.

BARDANA	BATATA	MANDIOQUINHA (BATATA-BAROA)
BATATA-DOCE	BATATA *YACON*	BETERRABA (COZIDA)
CARÁ	CENOURA	GENGIBRE
INHAME	NABO	MANDIOCA (AIPIM)

BATATA GOURANGA SHAKTI ASHRAM

DE CAMPOS DO JORDÃO

INGREDIENTES

12 batatas-baroas orgânicas médias descascadas
1 colher (sopa) e 1 pitada de sal marinho
2 colheres (sopa) de farinha de trigo integral ou amido de milho
1/2 xícara (chá) de manjericão fresco
1/2 xícara (chá) de hortelã fresca
200 g de mozarela ralada em tiras
1/2 xícara (chá) de manteiga *ghee* ou de azeite
Sal marinho a gosto
1 colher (chá) da pimenta de sua preferência

MÉTODO

Tire o centro das batatas inteiras, com ajuda de "tira miolo" ou uma faca pequena. Reserve esses miolos. Numa panela, leve ao fogo as batatas cobertas com água e 1 colher (sopa) de sal. Após levantar fervura, deixe no máximo por 10 minutos (elas não devem cozinhar demais). Em seguida, escorra e reserve. Os miolos retirados também devem ser cozidos e, depois, amassados com um garfo, junto com a farinha de trigo integral, a hortelã e o manjericão, mais a pitada de sal. Reserve. Recheie as cavidades feitas nas batatas com a mozarela. Feche cada uma delas com o purê, amassando com o garfo. Coloque-as num refratário e espalhe por cima a manteiga *ghee* ou o azeite. Salpique com a pimenta e o sal a gosto. Leve ao forno alto (200°C) para dourar.
Variação: acrescente *curry* ao purê ou ervas de sua preferência. Também se pode espalhar parmesão fresco por cima das batatas já douradas e deixar no forno até gratinar.

RAIZ DE BARDANA AO VAPOR

Se sobrar água do cozimento, ela poderá ser ingerida ou usada para fazer arroz integral.

INGREDIENTES

1 maço de raiz de bardana
Água filtrada, o suficiente para cobrir
Molho *shoyu* a gosto
Sementes de gergelim tostado a gosto

MÉTODO

Cozinhe, se possível, no vapor ou com água filtrada. Corte a bardana como se apontasse um lápis. Tempere a raiz de bardana cozida com *shoyu* e sementes de gergelim.

PURÊ DE BATATAS IRLANDÊS

INGREDIENTES

6 batatas médias cozidas, descascadas e amassadas
1 xícara (chá) de cebolinha picada
1 xícara (chá) de leite de cabra
1 1/4 xícara (chá) de alho-poró cozido e picado
1/4 de xícara (chá) de salsinha picada
1 xícara (chá) de manteiga *ghee*
Sal marinho a gosto

MÉTODO

Numa tigela, misture os ingredientes na ordem em que estão descritos. Sirva como acompanhamento.

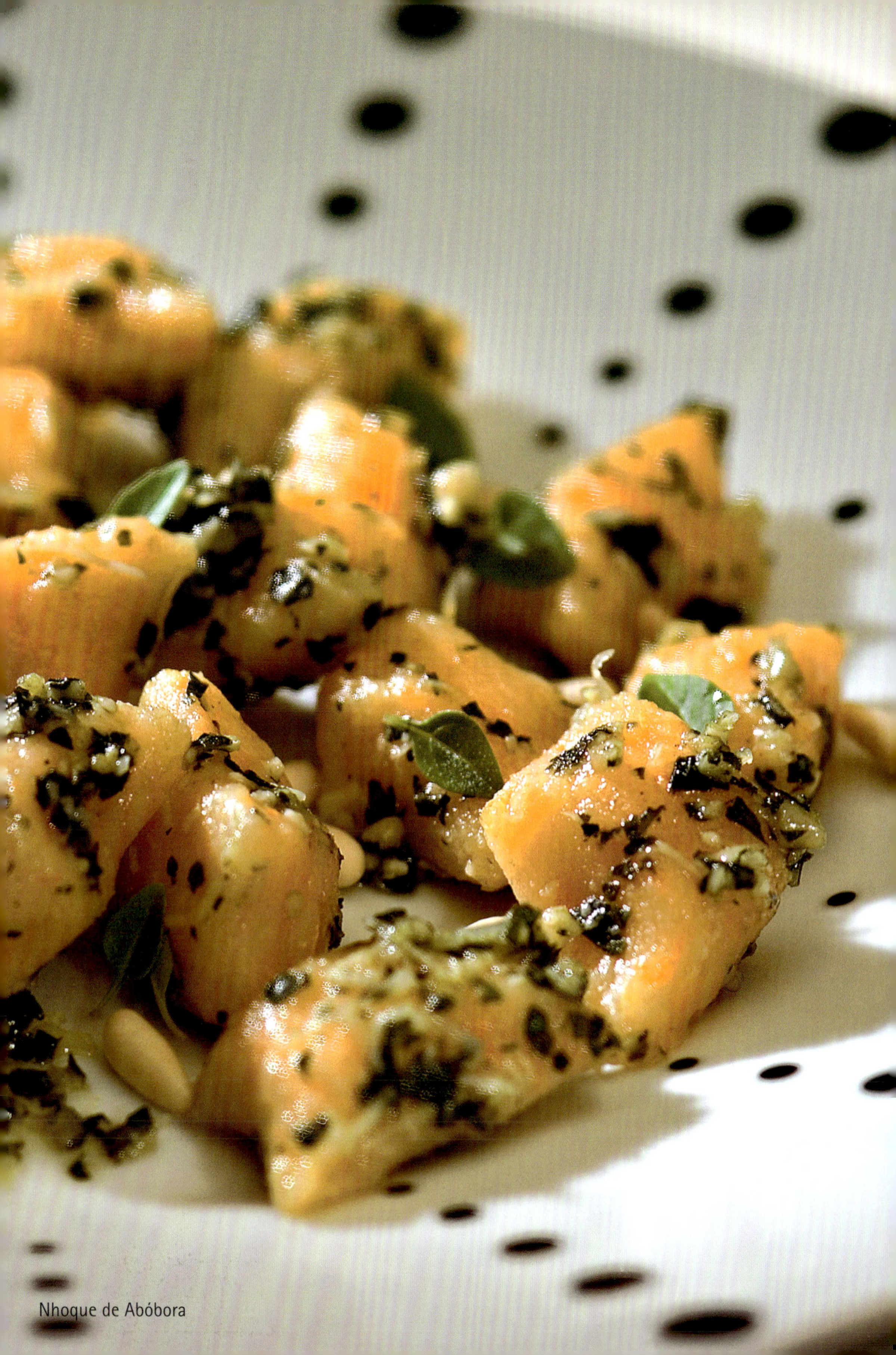

Nhoque de Abóbora

NHOQUE DE ABÓBORA

INGREDIENTES

5 batatas grandes cozidas e descascadas
600 g de abóbora assada no forno
2 1/2 xícaras (chá) de farinha de castanha

MÉTODO

Passe as batatas e a abóbora no espremedor. Coloque em uma vasilha e misture com a farinha. Sobre uma superfície enfarinhada, enrole bastões finos e compridos com a massa e corte em pedaços de mais ou menos 2 cm. Cozinhe os nhoques em uma panela com água fervente abundante e sal. À medida que os nhoques ficam cozidos, eles sobem à superfície. Retire-os com uma escumadeira. Sirva com o **Molho Pesto com Pinoli** (ver receita na seção Molhos, p.162).

NHOQUE DE QUEIJO TRADICIONAL

INGREDIENTES

1 kg de batatas orgânicas sem casca cozidas
2 xícaras (chá) bem cheias de farinha de trigo integral
40 g de queijo *parmigiano-reggiano* ralado
1 ovo
Noz-moscada ralada a gosto
Sal marinho a gosto
1 xícara de queijo *emmenthal* ou *gouda* ralado, ou *mascarpone*

MÉTODO

Passe as batatas no espremedor. Coloque em uma vasilha e misture, primeiro com a farinha e depois com o *parmigiano-reggiano* ralado, o ovo, a noz-moscada e o sal. Sobre uma superfície enfarinhada, enrole bastões finos e compridos com a massa e corte em pedaços de mais ou menos 2 centímetros. Cozinhe os nhoques em uma panela com água fervente abundante e sal. À medida que os nhoques ficam cozidos, eles sobem à superfície. Retire-os com uma escumadeira. Sirva em uma travessa, fazendo camadas com o **Molho Bechamel com Semolina** (ver receita na seção Molhos, p.163) e o nhoque. Polvilhe com o queijo ralado (*gouda, emmenthal)* ou *mascarpone*, e leve ao forno quente (200°C) por alguns instantes, até o queijo derreter.

BATATA *YACON*

Cultivada nos Andes, na América do Sul, a batata *yacon* está sendo pesquisada como alimento nutracêutico. Estuda-se se seu consumo freqüente é capaz de reduzir os níveis de açúcar no sangue. Ao contrário da maioria dos tubérculos, que armazenam amido, a batata *yacon* acumula um oligofrutano de alto poder adoçante e de baixas calorias, que tem sido classificado também como fibra natural. Possui os minerais ferro, fósforo, cálcio, potássio e as vitaminas A, B1, B2 e C. Seu aspecto externo se assemelha ao da batata-doce. O sabor e a textura lembram a pêra-d'água. Essa batata é consumida em forma de salada ou como fruta.

BATATA *YACON* E ABÓBORA

Se sobrar água do cozimento, ela poderá ser ingerida ou usada no preparo de arroz integral.

INGREDIENTES

4 xícaras (chá) de abóbora em cubos
Molho *shoyu* a gosto
Óleo de girassol a gosto
Tomilho e alecrim frescos a gosto
2 xícaras (chá) de batata *yacon* em cubos
1 xícara (chá) de rúcula picada

MÉTODO

Coloque os cubos de abóbora em um refratário e adicione o *shoyu*, o óleo de girassol, o tomilho e o alecrim. Pré-aqueça o forno e leve ao forno médio (180°C) por alguns minutos, até a abóbora assar. Retire, acrescente a batata *yacon* e a rúcula. Misture e sirva.

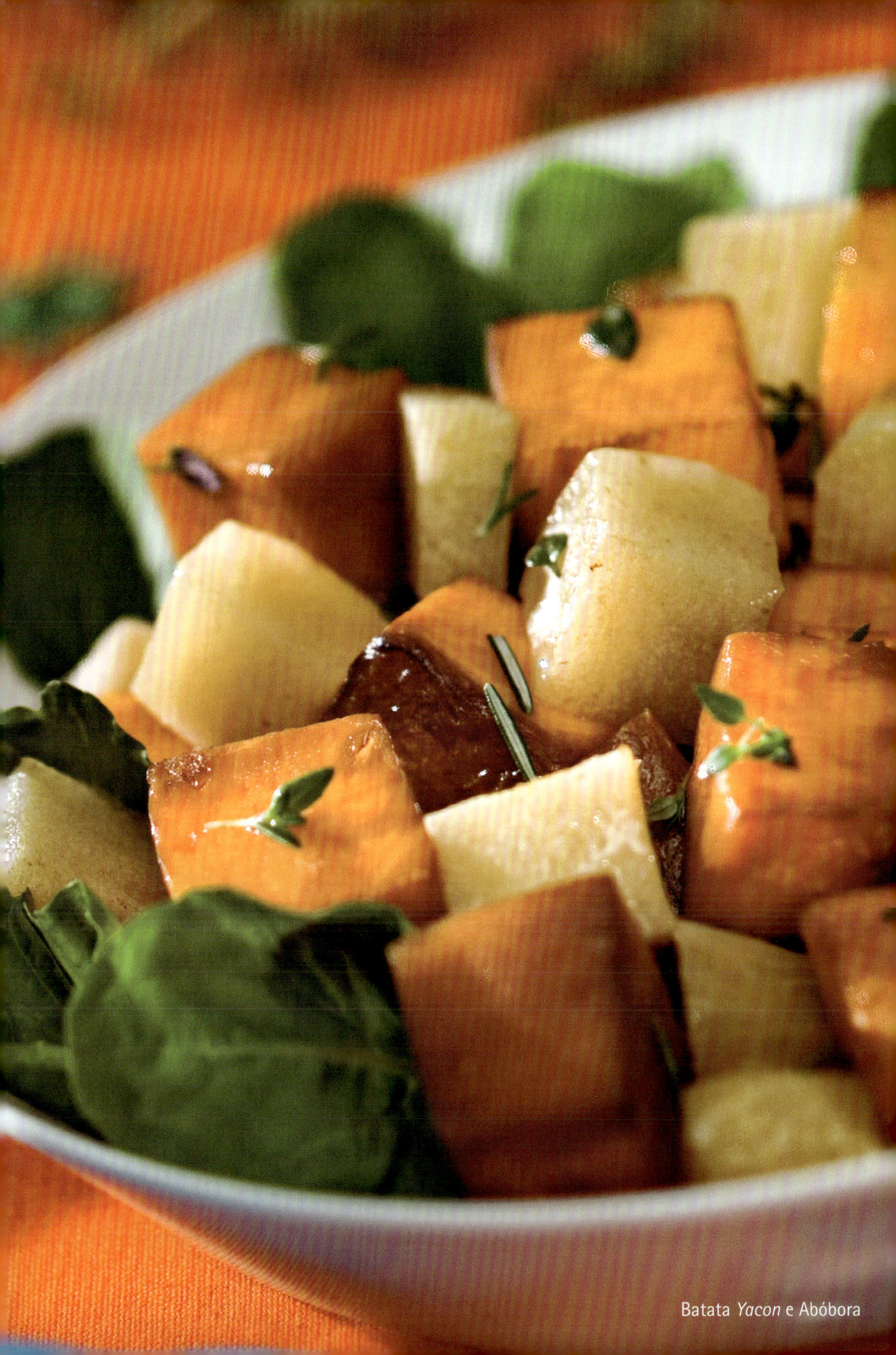

Batata *Yacon* e Abóbora

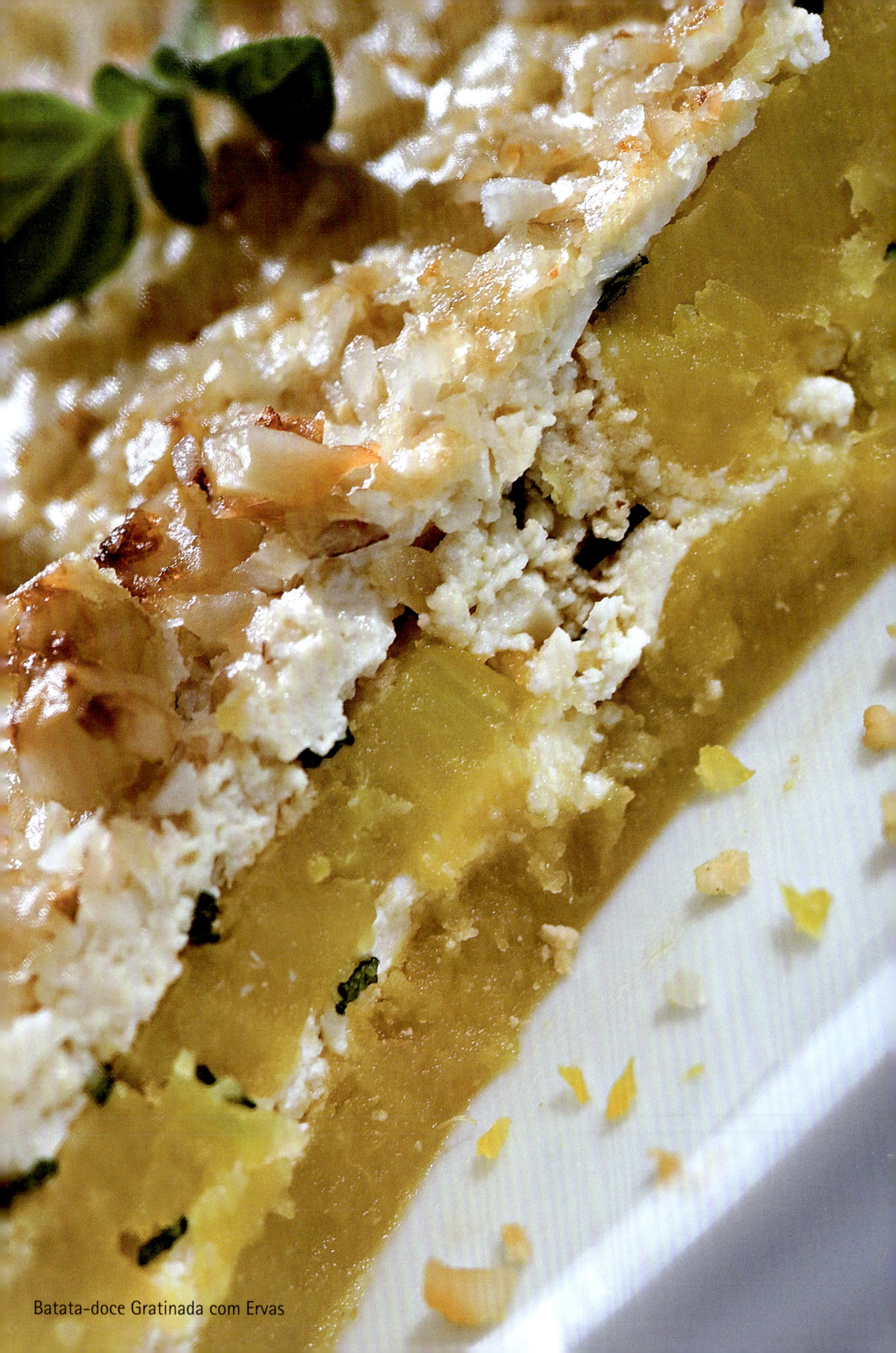

Batata-doce Gratinada com Ervas

BATATA-DOCE GRATINADA COM ERVAS

INGREDIENTES

1 kg de batata-doce cozida
3 folhas de sálvia
1 1/2 colher (chá) de orégano fresco
Gotas de óleo de girassol
1/2 xícara de **Maionese de *Tahine*** (ver receita na seção Molhos, p.162)
1 pitada de sal marinho
2 xícaras (chá) de *tofu* amassado e temperado com sal marinho
1 xícara (chá) de leite de cereais
1 xícara (chá) de castanhas-do-pará moídas

MÉTODO

Corte as batatas em rodelas e reserve. Numa panela pequena, com gotas de óleo de girassol, refogue as folhas de sálvia e o orégano. Reserve. Arrume as rodelas de batata uma ao lado da outra, numa assadeira untada com um pouco da Maionese de *Tahine*. Polvilhe com sal e cubra com a maionese. Por cima, faça uma camada farta de *tofu*. Repita as camadas até terminarem as batatas, sendo a última de *tofu*. Despeje o leite de cereais sobre as batatas, espalhe por cima as castanhas moídas. Leve ao forno médio preaquecido (180°C) por 30 minutos. Sirva quente.

SUCO DE BATATA *YACON*

INGREDIENTES

2 xícaras (chá) de batata *yacon* descascada e picada
1 a 2 xícaras (chá) de água ou suco

MÉTODO

Bata a batata *yacon* no liquidificador com a água ou o suco de sua preferência.

SUCO DE INHAME

Recomendado para anemia.

O inhame, torrado e moído, é bom para polvilhar sobre a comida.

INGREDIENTES

4 inhames
Suco de 1 limão
3 colheres (sopa) de mel
3 xícaras (chá) de água

MÉTODO

Bata tudo no liquidificador e beba em jejum. Para tratar anemia, deve-se tomar este suco diariamente durante 6 meses.

SUCO DE RAÍZES

INGREDIENTES

1 inhame
1 cará
1/2 batata-doce
1 copo de água

MÉTODO

Parta as raízes em pedaços médios e passe-os na centrífuga com a água.

CHÁ DE GENGIBRE

O gengibre é antiinflamatório e antitóxico. Reduz o efeito de alimentos pesados. Contém saponina, uma substância higienizante do organismo.

INGREDIENTES

1 gengibre grande
1 litro de água
Suco de 2 limões
1/2 xícara (chá) de açúcar mascavo, orgânico ou cristal

MÉTODO

Ferva na água o gengibre previamente lavado e picado, por 15 a 20 minutos. A seguir, espere esfriar um pouco e bata a infusão no liquidificador. Coe. Acrescente o açúcar e o suco de limão. Mexa bem, coloque no fogo forte até aquecer e desligue. Pode ser servido quente, frio ou gelado. Na geladeira, este chá conserva-se por até uma semana.

Variação: o sabor e a cor do chá variam conforme o açúcar utilizado. Se quiser variar mais ainda, use mel. Nesse caso, adicione no chá pronto, depois de esperar esfriar por 3 a 5 minutos. O mel nunca deve ser fervido, pois se torna tóxico pela liberação de amido.

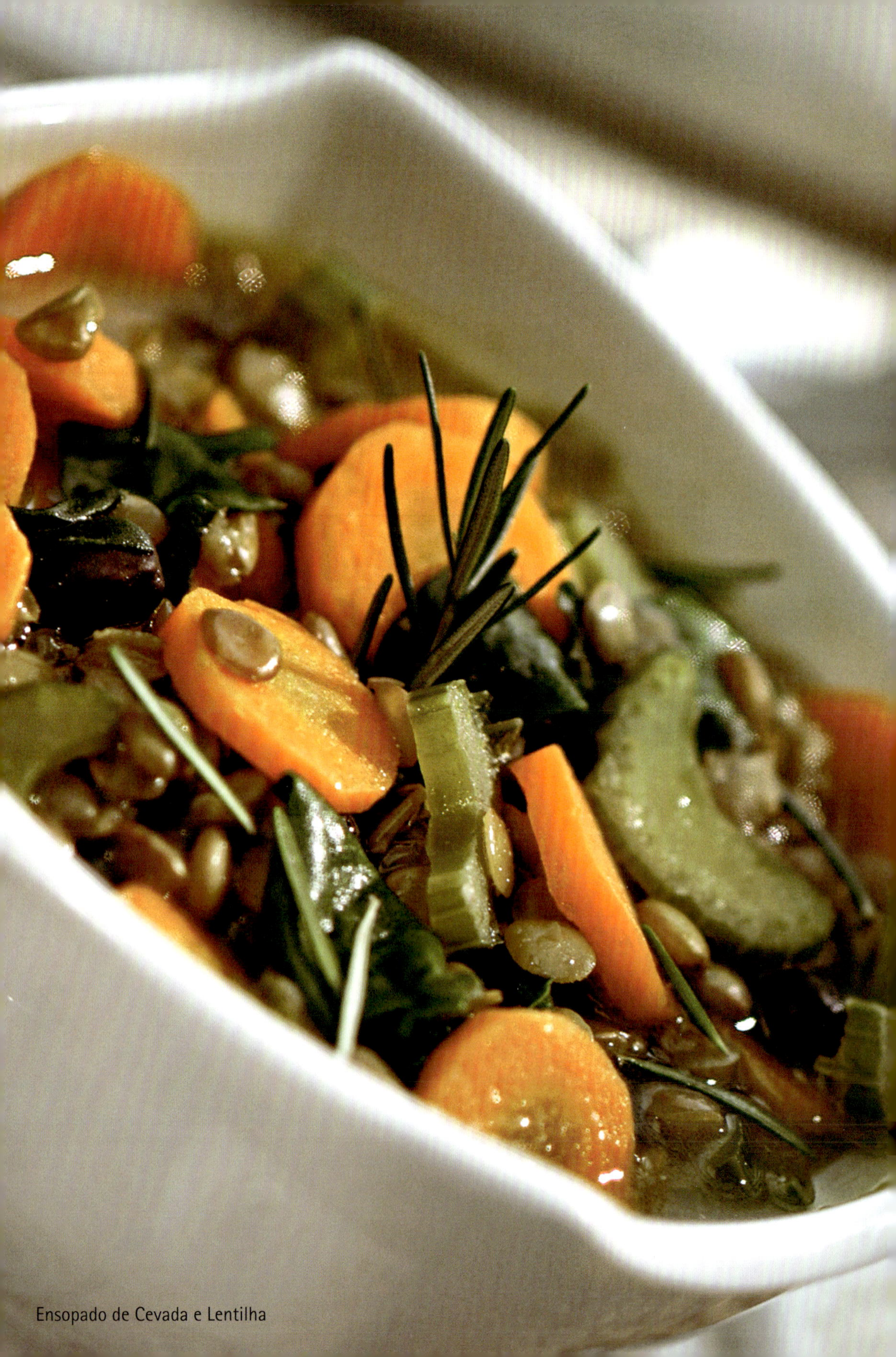

Ensopado de Cevada e Lentilha

CEREAIS INTEGRAIS

"Numa terra fértil de trigo, de cevada, de vinhas,
onde se dão figueiras, romeiras e olivais:
numa terra de azeite e de mel."

(Deuteronômio 8)

Guardiões da saúde mental e emocional, os cereais integrais do complexo B eram o sustento diário dos povos antigos, junto com as leguminosas.

As famílias dos tempos bíblicos ingeriam grande quantidade de cereais torrados ou cozidos.

Eram vegetarianos os profetas, as civilizações gregas e os gladiadores (vencer ou vencer).

Aveia, cevada, trigo, sorgo, arroz, arroz-silvestre ou arroz selvagem, milho: esses são os cereais que formam a base da alimentação humana.

Os integrais têm alto valor nutritivo: eles mantêm as partes mais saudáveis do grão sem passar por métodos ditos "modernos", que menosprezam os nutrientes do alimento, impostos pela produção industrial ou pelo ponto de vista do sabor, mesmo que sejam prejudiciais à saúde.

PREPARO BÁSICO

- Separar os cereais (no caso de grãos) e escolher bem.
- Tostá-los secos até ficarem dourados, para neutralizar o ácido fítico (ver Instruções Gerais).
- Adicionar de 1 a 2 xícaras (chá) de água para cada xícara de cereal.
- Cozinhar um ou mais tipos de cereais juntos.
- Pimentão vermelho, salsinha, alho-poró, alho, cebolinha, vagem, palmito, talos de couve, folhas de brócolis são opções para colorir e temperar naturalmente.

LISTA DOS CEREAIS INTEGRAIS

ARROZ INTEGRAL
BISCOITOS INTEGRAIS SALGADOS
CENTEIO
FLOCOS E FARINHA DE CEVADA
MACARRÃO INTEGRAL DE CENTEIO
MACARRÃO INTEGRAL DE FARINHA DE ARROZ
PÃES DE CENTEIO, TRIGO, MILHO OU AVEIA
TRIGO-SARRACENO
AVEIA EM FLOCOS GROSSOS
CEVADA NATURAL
FLOCOS DE ARROZ
FUBÁ
MACARRÃO INTEGRAL DE SARRACENO
MILHO VERDE
PAINÇO
TRIGO EM GRÃOS E EM FLOCOS

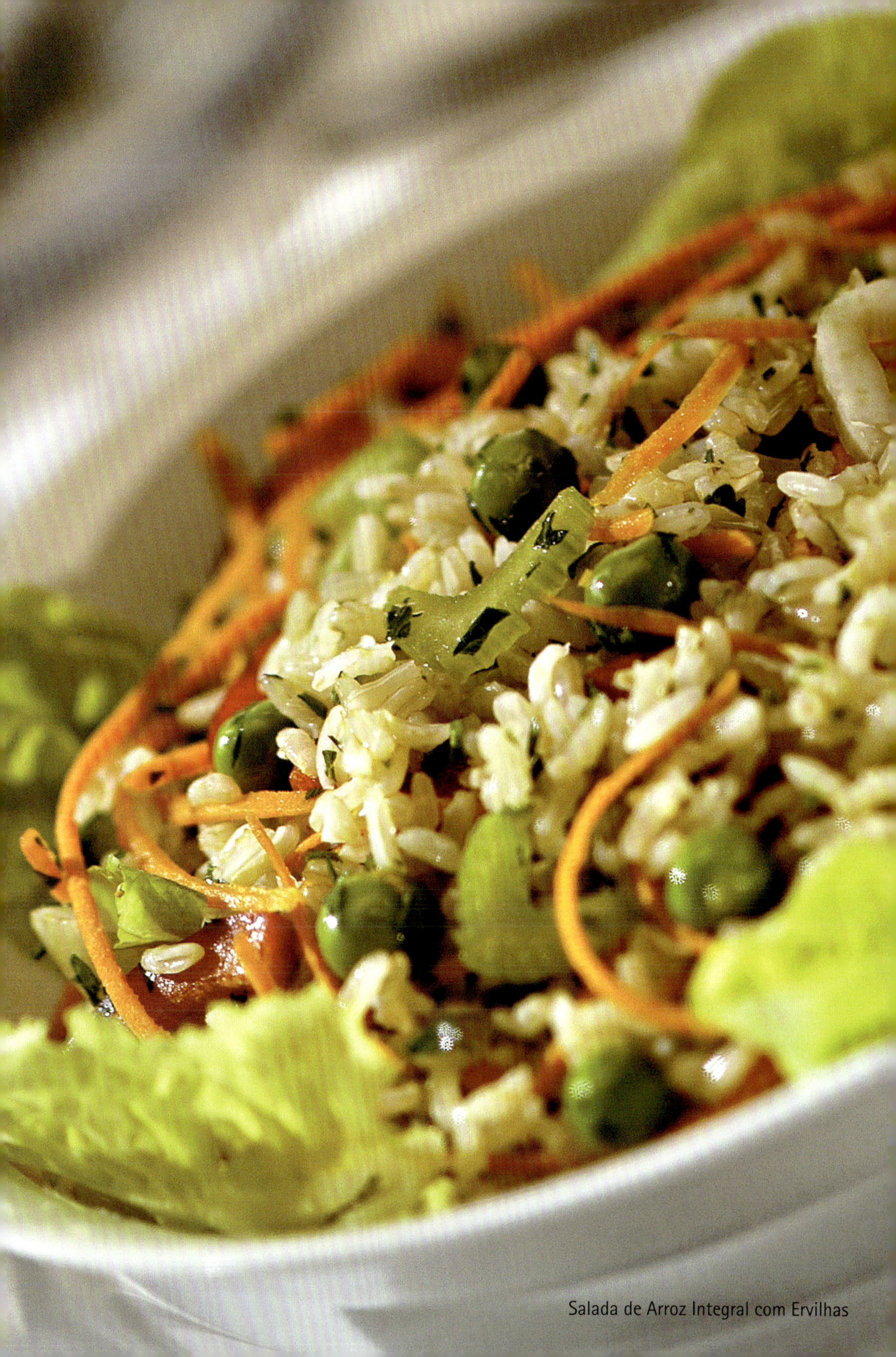

Salada de Arroz Integral com Ervilhas

SALADA BÍBLICA

INGREDIENTES

3 xícaras (chá) de cevada cozida ainda quente ou 3 xícaras (chá) de grão-de-bico recém-cozido
Molho de Ervas (ver receita na seção Molhos, p.163)
1 xícara (chá) de salsinha picada
1 xícara (chá) de coentro picado (opcional)
1 xícara (chá) de cebolinha picada
2 pepinos picados
1 bulbo de erva-doce picado
2 talos de salsão picados
1 1/2 xícara (chá) de rabanetes picados
Alface picada e folhas de hortelã para decorar

MÉTODO

Numa saladeira, misture, com o Molho de Ervas, a cevada ou o grão-de-bico quente. Espere esfriar. Junte os demais ingredientes da salada e misture bem. Decore com a alface picada e as folhas de hortelã. Se desejar, leve à geladeira até a hora de servir.

SALADA DE ARROZ INTEGRAL COM ERVILHAS

INGREDIENTES

2 xícaras (chá) de arroz integral cozido e frio
1 xícara (chá) de cenoura ralada crua
1 bulbo de erva-doce picado
1 xícara (chá) de ervilhas frescas cozidas em água e sal
1 pimentão vermelho cru picado
1 xícara (chá) de salsão picado
1/2 xícara (chá) de salsinha picada
1/2 xícara (chá) de azeite extravirgem
Suco de 1 limão
Folhas de alface e hortelã para decorar

MÉTODO

Numa saladeira, junte o arroz, a cenoura, a erva-doce, as ervilhas, o pimentão, o salsão e a salsinha. Tempere com o azeite extravirgem e o suco de limão, misturando bem. Decore com folhas de hortelã e tiras de alface.

CEVADA – PREPARO BÁSICO

Hipócrates, o pai da medicina, salientava a cevada como alimento básico para os gregos. Ela não era consumida sob a forma de pão, mas sim como maza, feita com cevada pré-cozida, reduzida a farinha de sêmola. Conhecida por ser de fácil digestão, a cevada cozinha rápido e é saborosa. Pode ser encontrada em lojas de produtos naturais, descascada total ou parcialmente. Esse cereal deve entrar com mais freqüência no cardápio de quem tem mais de 60 anos, assim como em casos de separações ou perdas, quando o organismo gasta grande quantidade de nutrientes.

INGREDIENTES

1 xícara (chá) de cevada
3 xícaras (chá) de água
1 pitada de sal marinho
Azeite a gosto

MÉTODO

Lave a cevada e aqueça-a numa panela média com a água e o sal. Espere levantar fervura, reduza o fogo e cozinhe por 1 hora, sem mexer, ou até a cevada triplicar de volume. Regue com o azeite.

ENSOPADO DE CEVADA E LENTILHA

INGREDIENTES

1/2 xícara (chá) de salsão picado
1/2 xícara (chá) de cenoura picada
5 colheres (sopa) de *tahine* ou manteiga *ghee*
5 xícaras (chá) de **Caldo de Legumes Básico** (ver receita na seção Sopas, p.124)
1 xícara (chá) de lentilhas lavadas e escorridas
1/2 xícara (chá) de cevada
1 colher (chá) de alecrim fresco
Sal marinho a gosto
2 colheres (chá) de cominho moído
1 1/2 xícara (chá) de folhas de espinafre

MÉTODO

Numa panela grande, refogue o salsão e a cenoura com o *tahine* ou a manteiga. Adicione o caldo, a lentilha, a cevada, o alecrim, o sal e o cominho. Leve ao fogo até levantar fervura. Reduza o fogo e cozinhe por 1 hora, até que os grãos de lentilha e cevada estejam tenros. Com o auxílio de uma colher ou de uma escumadeira, retire a espuma que vai se formando na superfície. Adicione o espinafre e cozinhe por mais 5 minutos.

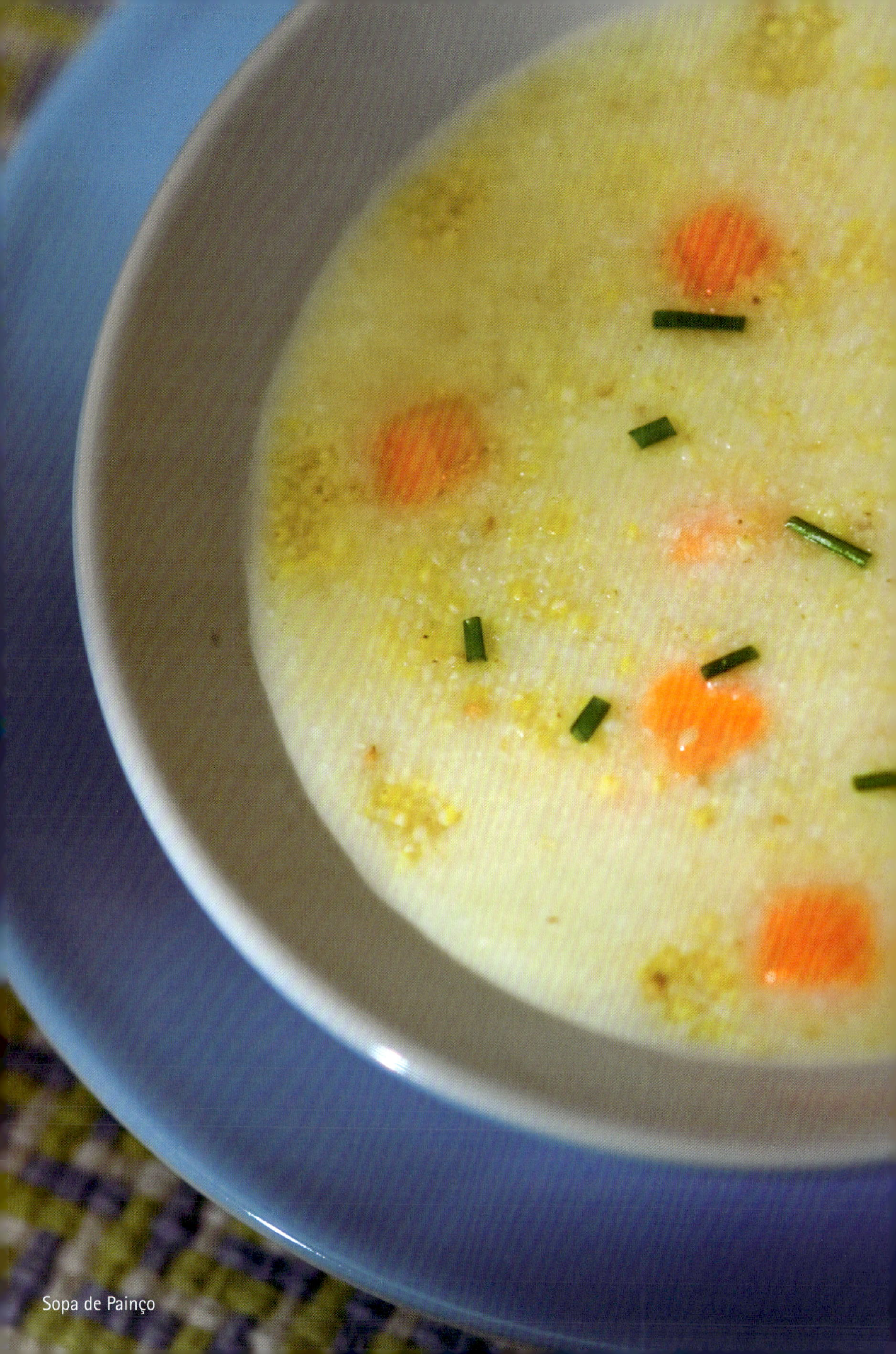
Sopa de Painço

PAINÇO - PREPARO BÁSICO

Da mesma família do sorgo, o painço é pouco utilizado nas Américas. É uma semente bem pequena, rica em fósforo, magnésio e cálcio, recomendada contra doenças nervosas, inflamações e para favorecer o crescimento. Rico em fibras, esse cereal pode ser encontrado em lojas de produtos naturais. Não contém glúten e é mais nutritivo que o arroz, muito saboroso e fácil de cozinhar.

INGREDIENTES

2 xícaras (chá) de **Caldo de Legumes Básico** (ver receita na Seção Sopas, p.124)
3 xícaras (chá) de painço
1 pitada de sal marinho
2 colheres (chá) de óleo de girassol

MÉTODO

Em uma panela, coloque o Caldo de Legumes Básico, acrescente o painço, tampe e cozinhe por 20 minutos. Adicione o sal e cozinhe por mais 20 minutos. A quantidade de caldo deixará as sementes mais tenras. Regue com o óleo de girassol ou azeite extravirgem

SOPA DE PAINÇO*

INGREDIENTES

4 xícaras (chá) de painço
5 xícaras (chá) de água
1 cebola grande
3 cenouras cortadas em cubos
Sal marinho a gosto
Cebolinha verde a gosto

MÉTODO

Lave e escorra o painço. Coloque em uma panela de pressão com água, em fogo alto, até chiar. Diminua o fogo e cozinhe por mais 40 minutos. Em outra panela, refogue a cebola e acrescente os cubos de cenoura. Deixe em fogo baixo até a cenoura amaciar. Acrescente o painço e tempere com o sal e a cebolinha.

** Esta receita é higienista.*

QUIBE DE MORANGA

INGREDIENTES

500 g de moranga cozida e descascada
500 g de painço
1 cebola picada
Sal marinho a gosto
1/2 xícara (chá) de salsinha picada
1/2 xícara (chá) de cebolinha picada
1/2 xícara (chá) de manjericão picado
1/2 xícara (chá) de hortelã picada
5 colheres (sopa) de azeite

MÉTODO

Numa vasilha, deixe o painço de molho em água morna por 15 minutos. Escorra e reserve. Em outro recipiente maior, amasse a moranga com um garfo. Junte o sal, a cebola, a salsinha, a cebolinha, o manjericão, a hortelã e o azeite. Acrescente o painço e misture bem. Coloque a massa do quibe numa forma untada e enfarinhada. Asse em forno médio (180ºC) até dourar.

SALADA VEGETARIANA DE TRIGO

INGREDIENTES

1 1/2 xícara (chá) de trigo-sarraceno
6 tomates orgânicos picados em cubinhos
2 xícaras (chá) de salsinha picada
1 xícara (chá) de cebolinha verde picada
3 pepinos pequenos em cubinhos
Suco de 2 limões
1/2 xícara (chá) de azeite
Sal marinho a gosto
1 pé de alface crespa limpa
1/2 xícara (chá) de nozes em metades
1/2 xícara (chá) de folhas de hortelã
1/2 xícara (chá) de erva-doce picada
1/2 xícara (chá) de rabanete ralado

MÉTODO

Num refratário, leve o trigo ao forno quente por 5 minutos. Em seguida, cubra o trigo com água e deixe descansar por 10 minutos. Escorra. Volte a cobrir com água por mais 4 vezes, usando água quente na última vez. Escorra. Coloque o trigo no centro de um pano limpo, enrole e torça, retirando o excesso de água. Deixe o trigo em uma tigela tampada por 1 hora. A seguir, junte todos os ingredientes. Tempere com o suco de limão, o azeite e o sal. Misture bem. Numa travessa, faça um leito com as folhas de alface, cobrindo-as com a salada. Espalhe as nozes por cima e sirva.

RISOTO INTEGRAL COM AÇAFRÃO

INGREDIENTES

3 xícaras (chá) de arroz integral
4 colheres (chá) de manteiga *ghee*
1 1/2 xícara (chá) de **Caldo de Legumes Básico** (ver receita na seção Sopas, p.124)
1/2 xícara (chá) de folhas de manjericão
2 xícaras (chá) da seguinte jardineira: pimentão vermelho, abóbora, couve, couve-flor, azeitonas verdes, todos crus
3 colheres (chá) de açafrão

MÉTODO

Numa panela, frite o arroz, a seco, por 3 minutos, para matar os fungos. Acrescente a metade da manteiga e refogue por alguns minutos, em fogo alto. Junte aos poucos o Caldo de Legumes Básico aquecido quase em ponto de fervura. Cozinhe por cerca de 25 minutos, mexendo algumas vezes. Adicione mais caldo, à medida que o arroz for secando. Quase no final do cozimento, misture ao arroz a jardineira de legumes crus e o açafrão. Retire do fogo e adicione o manjericão e o restante da manteiga. Sirva em seguida.

CHUCHU COM MOLHO BRANCO E AVEIA

A aveia, além de muito nutritiva, não contém fungos. Ela pode ser usada em qualquer receita quando se necessita engrossar, por exemplo, molhos ou sopas.

INGREDIENTES

MOLHO BRANCO E AVEIA

2 xícaras (chá) de água
2 colheres (sopa) de aveia batida no liquidificador
Salsinha e cebolinha picadas a gosto
1 dente de alho
Sal marinho a gosto

CHUCHU

3 chuchus cozidos em água e sal
1 xícara (chá) de cheiro-verde picadinho
1 pitada de noz-moscada ralada (opcional)

MÉTODO

Numa panela, em fogo moderado, cozinhe bem os ingredientes do molho branco, mexendo sempre até engrossar.
Reserve. Lave bem o chuchu e corte-o em fatias grossas no sentido do comprimento. Arrume-as num refratário, cobrindo com o cheiro-verde. Despeje o molho por cima e polvilhe com a noz-moscada (opcional). Leve ao forno por alguns minutos, para gratinar. Variação: esta receita também fica deliciosa substituindo-se o chuchu por floretes de couve-flor. Também pode-se usar farinha de trigo integral no lugar da aveia.

ASSADO INTEGRAL COM REQUEIJÃO

INGREDIENTES

1 copo (250 g) de requeijão
1 ovo
1 cebola picada
2 colheres (sopa) de azeite
5 azeitonas verdes picadas
4 colheres (sopa) de germe de trigo
2 xícaras (chá) de farinha de trigo integral
Salsinha picada a gosto
Sal marinho a gosto

MÉTODO

Numa vasilha, junte todos os ingredientes, mexendo com uma colher de pau.
Acrescente água, aos poucos, mexendo sempre, até a massa adquirir uma consistência nem muito líquida nem espessa demais. Despeje num refratário untado e asse em forno médio (180°C) até dourar, por cerca de 15 minutos.

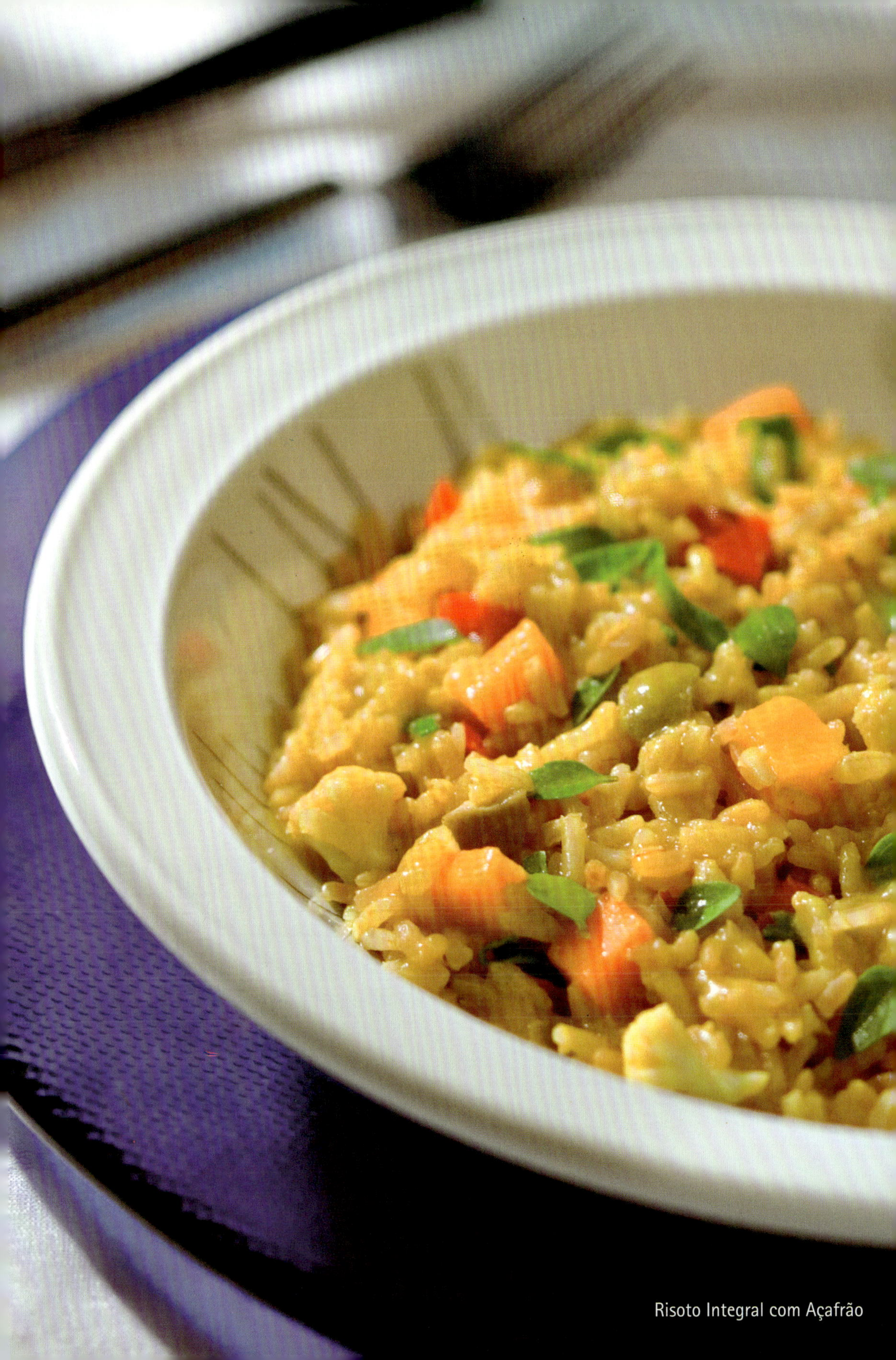

Risoto Integral com Açafrão

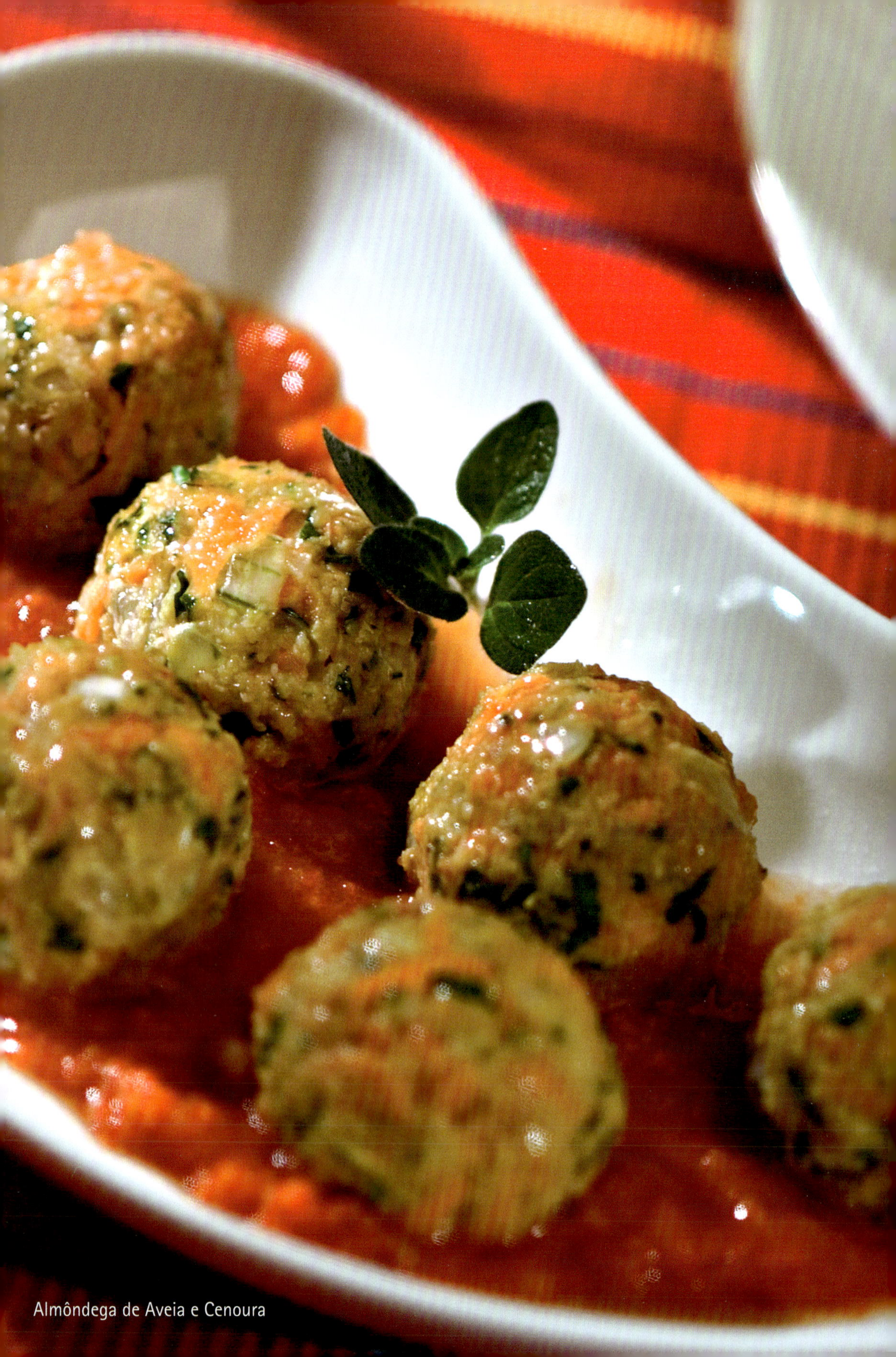

Almôndega de Aveia e Cenoura

FIBRAS

As fibras combatem a fome e diminuem a absorção de gorduras e de açúcar refinado pelo organismo. Basta uma colher de sopa de alguma fibra por dia para trazer resultados excelentes para a pele e o sistema digestivo.

Tomate, cebola, germe de trigo e brócolis são alimentos que, além de fibras, contêm selênio e zinco, minerais que retardam o envelhecimento.

ALIMENTOS COM FIBRAS NATURAIS

AMORA	ARROZ INTEGRAL	AVEIA
BANANA	BRÓCOLIS	BROTO DE BAMBU
CASTANHAS	CEBOLA	CEVADA
COCO	ERVILHAS	FEIJÃO OU FEIJÃO-DE-SOJA SEM PELÍCULA
FIGO	FRAMBOESA	GERGELIM
GERME DE TRIGO	GOIABA	GRÃO-DE-BICO
LENTILHA	MAÇÃ	NOZES
SEMENTE DE ABÓBORA	TOMATE	TRIGO INTEGRAL E SARRACENO

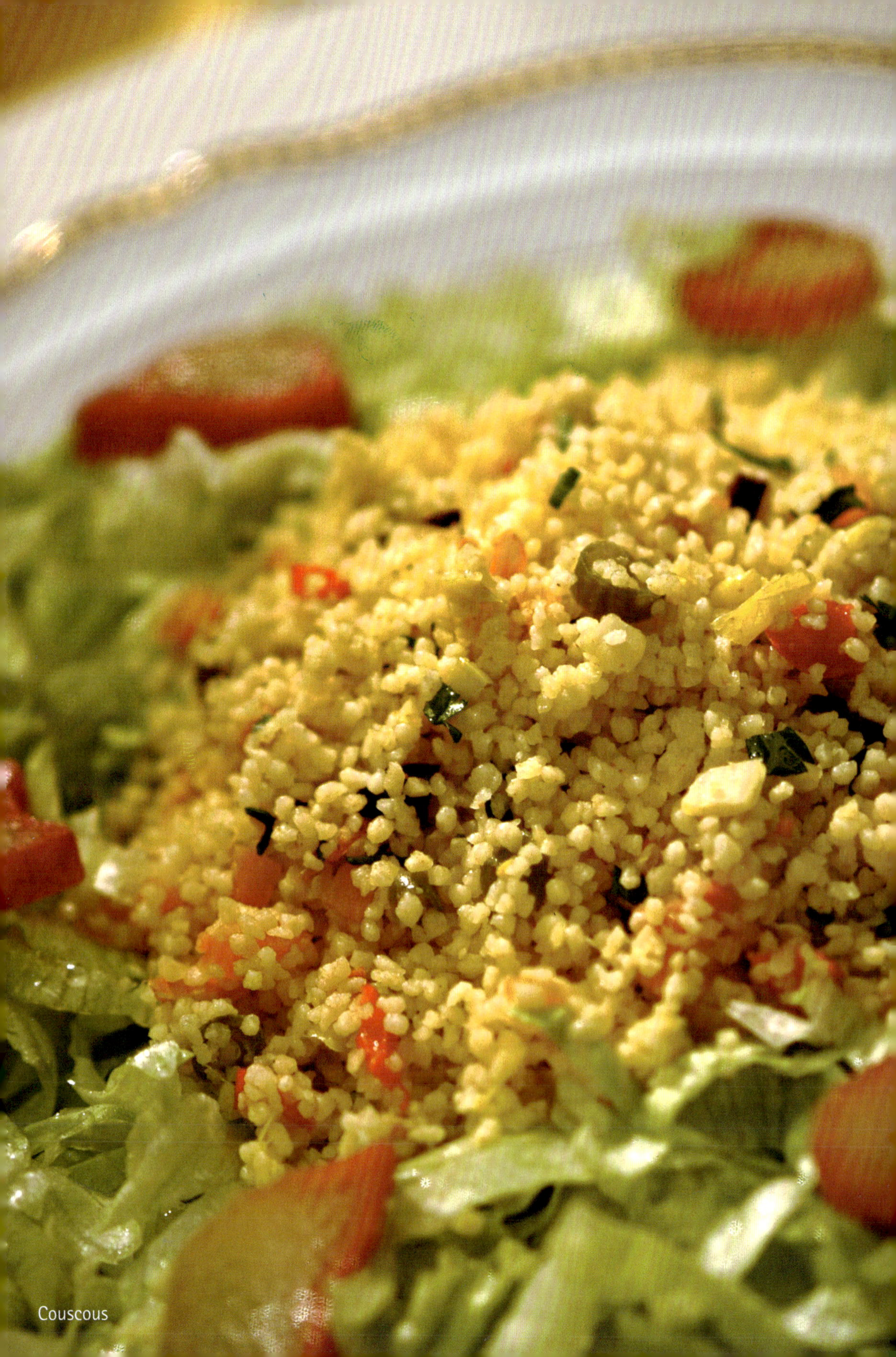

Couscous

COUSCOUS DOS SETE VEGETAIS

INGREDIENTES

2 xícaras (chá) de couscous
3 berinjelas médias cozidas e picadas com casca
3 azeitonas verdes picadas
3 azeitonas pretas picadas
4 colheres (chá) de açafrão em pó
1 colher (chá) de gengibre fresco ralado
1 cebola pequena bem picada
10 vagens cruas picadas
1 talo branco de alho-poró picado
Pimenta-malagueta a gosto (opcional)
Azeite extravirgem

MÉTODO

Numa tigela, coloque o couscous na água por 10 minutos. Esprema para tirar o excesso de água. Na parte furadinha da panela a vapor, leve ao fogo médio, para cozinhar*. Em outro recipiente, misture bem a berinjela e as azeitonas com o açafrão, o gengibre, a cebola, a vagem e o alho-poró. Se quiser, adicione pimenta-malagueta a gosto. Junte os vegetais ao couscous na panela a vapor. Mexa algumas vezes com um garfo, por mais alguns minutos. Despeje o couscous (fica como uma farofa) num prato de servir e regue com azeite extravirgem. Pode ser comido com as mãos.

** Pode também ser umedecido ou cozido somente no vapor.*

COUSCOUS

INGREDIENTES

2 xícaras (chá) de couscous
1/2 xícara (chá) de azeite
1 xícara (chá) de ervilhas frescas cozidas
1 colher (chá) de cominho
1 colher (chá) de páprica
1 colher (sopa) de manjericão fresco picado
Salsinha picada a gosto
1/4 de xícara (chá) de castanhas-do-pará ou nozes-pecãs
Sal marinho a gosto
1/2 xícara (chá) de ruibarbo picado e cozido
Alface cortada em tirinhas

MÉTODO

Numa vasilha, cubra o couscous com água, por 10 minutos. Retire e esprema para tirar o excesso de água. Leve ao fogo médio, na parte furadinha da panela a vapor, para cozinhar* por 15 minutos ou até os grãos ficarem macios. Mexa os grãos com um garfo para deixá-los soltinhos. Aqueça o azeite levemente em uma panela e acrescente as ervilhas, o cominho, a páprica e o manjericão. Salteie, mexendo sempre. Acrescente o couscous a esse salteado, misturando por 2 minutos, para não empelotar. Junte a salsinha, as castanhas-do-pará ou as nozes-pecãs e o sal. Sirva quente, com o ruibarbo e a alface por cima.

** Pode também ser umedecido ou cozido somente no vapor.*

ALMÔNDEGAS DE AVEIA E CENOURA

INGREDIENTES

1 cenoura média ralada grossa
1/3 de xícara (chá) de cebola e alho picados, misturados
1/3 de xícara (chá) de salsinha e cebolinha picadas, misturadas
1 ovo
1 xícara (chá) de aveia fina
Sal marinho a gosto

MÉTODO

Numa vasilha, junte os três primeiros itens da lista de ingredientes. Adicione o ovo e, em seguida, acrescente a aveia aos poucos, misturando até dar liga. Forme as almôndegas, enrolando com as mãos. Coloque em assadeira untada, com um pouco (bem pouco mesmo) de água no fundo. Asse por 30 minutos, em forno médio-baixo (150°C) preaquecido.

SOPAS

A sopa é um alimento universal. É uma refeição altamente energética que agrada a todas as idades. Um poderoso complemento alimentar, sem contar a sensação reconfortante – se soubermos usar os temperos certos! As sopas estão divididas em três categorias: caldo, sopa-creme e sopa de vegetais. Nos caldos, geralmente, se inclui massa. A sopa-creme tem, como diz o nome, consistência cremosa e, conforme o caso, pode levar massas ou ovo na hora de servir. Na sopa de vegetais, costuma-se acrescentar arroz ou até massa. O Caldo de Legumes Básico pode ser incluído em outras receitas – de sopas ou de outros pratos, como risotos – para torná-las suficientemente substanciais.

CALDO DE LEGUMES BÁSICO

INGREDIENTES

1 cebola picada
1 alho-poró cortado em cubos
2 cenouras picadas
2 talos de salsão cortados
4 tomates orgânicos maduros picados
2 ramos de salsinha
2 ramos de tomilho
1 folha de louro
1 colher (chá) de sal marinho
Pimenta caiena (opcional, no inverno)
1 1/2 litro de água ou mais

MÉTODO

Coloque todos os ingredientes numa panela. Deixe levantar fervura, tampe e cozinhe em fogo brando por 30 minutos. Coe em peneira fina.

SOPA DE CASTANHAS

Esta receita é originária da cidade italiana de Viterbo.

INGREDIENTES

1 kg de castanhas portuguesas
2 dentes de alho
1 xícara (chá) de purê de tomate orgânico
1 litro de **Caldo de Legumes Básico** (ver receita na p.124)
Pimenta *chilli* (opcional) a gosto
3 colheres (sopa) de azeite
Sal marinho a gosto
Torradinhas de pão integral em cubinhos

MÉTODO

Asse as castanhas em forno médio (180°C) por 10 minutos ou cozinhe cobertas com água por 30 minutos, escorra e descasque. Reserve-as. Numa panela, doure o alho no azeite, adicione a pimenta, se desejar, e um pouco de sal. Junte o purê de tomate, mexa e vá adicionando o Caldo de Legumes Básico e, por último, as castanhas. Cozinhe por 15 minutos, em fogo médio. Sirva em tigelas individuais com as torradinhas.

SOPA-CREME DE BRÓCOLIS PARA DIAS ESPECIAIS

O açafrão é, por excelência, um tempero que combate tanto a salmonela como a shigela (parasitas que se alojam no organismo). Pode ser usado em risotos, pães, etc. Dá um tom amarelo-alaranjado apetitoso.

INGREDIENTES

Floretes de 1 maço de brócolis picados
1 1/2 colher (sopa) de manteiga *ghee*
1 xícara (chá) de alho-poró em rodelas
1 dente de alho picado
1 batata descascada e cortada em cubos
2 xícaras (chá) de **Caldo de Legumes Básico** (ver receita na p.124)
2 xícaras (chá) de leite de cabra ou de arroz
Sal marinho a gosto
1 colher (chá) de noz-moscada ralada na hora
150 g (1/2 lata) de creme de leite *light*
2 colheres (sopa) de amêndoas moídas
1/4 de colher (chá) de açafrão em pó

MÉTODO

Numa panela grande, coloque a manteiga e acrescente o brócolis, a batata, o alho e o alho-poró. Tampe e deixe em fogo baixo por 5 minutos. Acrescente o Caldo de Legumes Básico. Depois de levantar fervura, tampe e cozinhe até os legumes ficarem *al dente*. Tire do fogo, bata no liquidificador e devolva à panela. Adicione o leite, o sal e a noz-moscada, aquecendo tudo em fogo médio. Espere ferver novamente, reduza a chama ao mínimo e misture o creme de leite, as amêndoas e o açafrão.

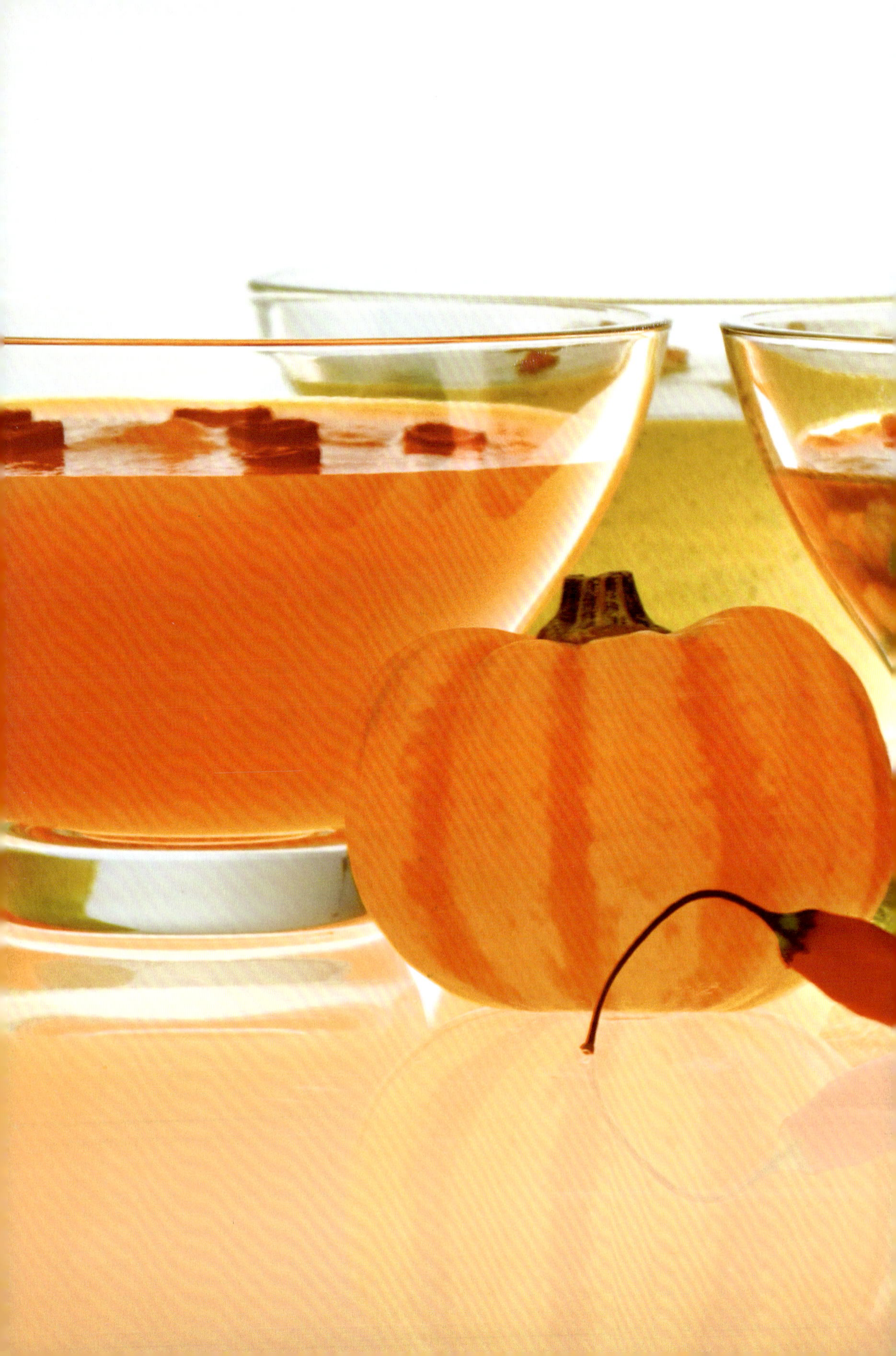

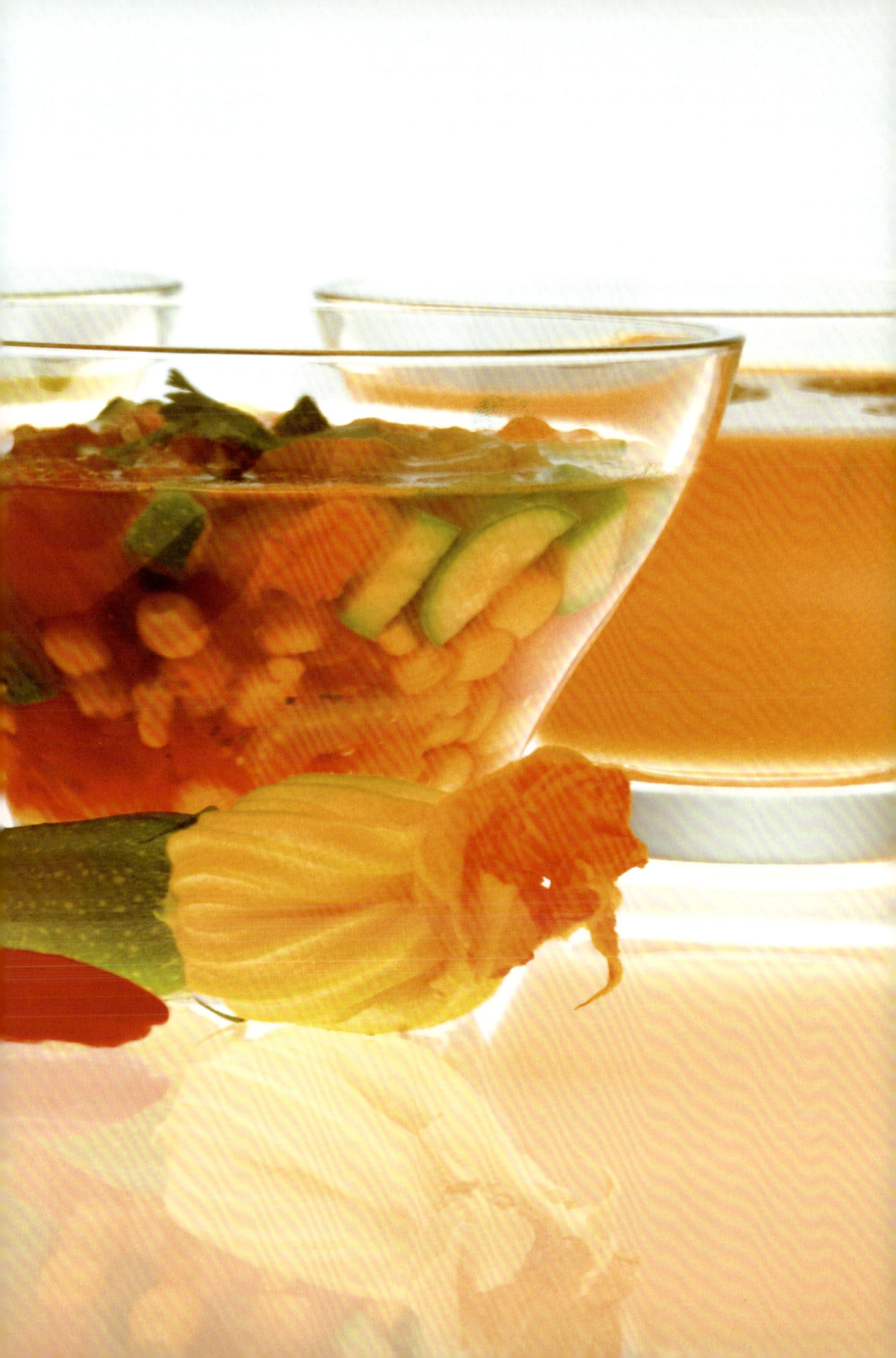

SOPA DE ABÓBORA PICANTE

Esta receita é originária da Jamaica.

INGREDIENTES

1 Kg de qualquer abóbora picada, sem casca
3 xícaras (chá) de **Caldo de Legumes Básico** (ver receita na p.124)
6 pedaços de uns 10 centímetros de comprimento de alho-poró
6 galhos de tomilho
Pimentas vermelhas picadas para enfeitar

MÉTODO

Amarre o alho-poró e o tomilho num feixe, fazendo um *bouquet-garni*. Coloque para ferver numa panela junto com a abóbora e o Caldo de Legumes Básico até ela ficar macia. Retire o *bouquet* e descarte. Bata a sopa no liquidificador. Enfeite com pedaços de pimenta vermelha e folhas de tomilho. Sirva quente.

SOPA DE FLOR DE ABÓBORA

É uma receita campestre que remonta aos antigos astecas e me foi dada pela amiga Roccío, da Cidade do México. As flores e as ervas coentro (*cilantro*) e erva-de-santa-maria (*epazote*) são encontradas nos campos mexicanos.

INGREDIENTES

10 flores de abóbora rasgadas com as mãos
1 tomate picado
2 colheres (sopa) de salsão picado bem fino
Erva-de-santa-maria picada a gosto
1 xícara (chá) de milho verde fresco
2 colheres (sopa) de azeite
1 litro de **Caldo de Legumes Básico** (ver receita na p.124)
Sal marinho a gosto
Coentro picado a gosto

MÉTODO

Numa panela, refogue as flores, o tomate, o salsão e a erva-de-santa-maria no azeite, por 2 minutos. Junte o Caldo de Legumes Básico, o milho, o sal e deixe ferver. Por último, coloque o coentro. Sirva em tigelas individuais.

LÁ DA FAZENDA

Ervas aromáticas reduzem os efeitos nocivos do tabaco e protegem o organismo contra doenças degenerativas.

CALDO BÁSICO SUBSTANCIOSO

Este caldo é feito cortando-se em pedacinhos as verduras, como aipo, alho-poró, acelga ou espinafre, cenoura, tomilho, azedinha, etc. Junta-se um punhado de ervilhas, grão-de-bico ou cevadas, que tenham sido demolhados durante a noite, e cozinha-se tudo em água. Depois de cozido e coado, tem-se um caldo que entra no preparo de qualquer sopa.

SOPA DE SALSÃO

Corte em pequenos pedaços os bulbos do salsão e refogue em azeite, junto com as folhas tenras.Depois, coloque água fervendo e inhame ralado ou aveia. Esta sopa deve ser fervida durante 10 minutos antes de ser coada. Na hora de servir, pode-se acrescentar um pouco de creme de leite *light*.

SOPA PRIMAVERA

A capuchinha tem vitamina C, é anti-séptica e tonifica o sangue. Pode ser utilizada em caso de depressões nervosas, estafa, para limpeza de pele e dos olhos. Seus frutos, quando secos e reduzidos a pó, têm efeito laxativo.

Esta é uma sopa saborosa e saudável que se prepara na primavera, com espinafre e as seguintes ervas: urtigas tenras, sálvia, tanchagem, erva-de-são-joão, folhas tenras de morango e de capuchinha (sem agrotóxico), taráxaco, hortelã e salsa. As folhas lavadas e picadas são refogadas em azeite, com um pouco de arroz integral ou trigo-sarraceno. Junta-se água quente, um pouco de sal e deixa-se ferver.

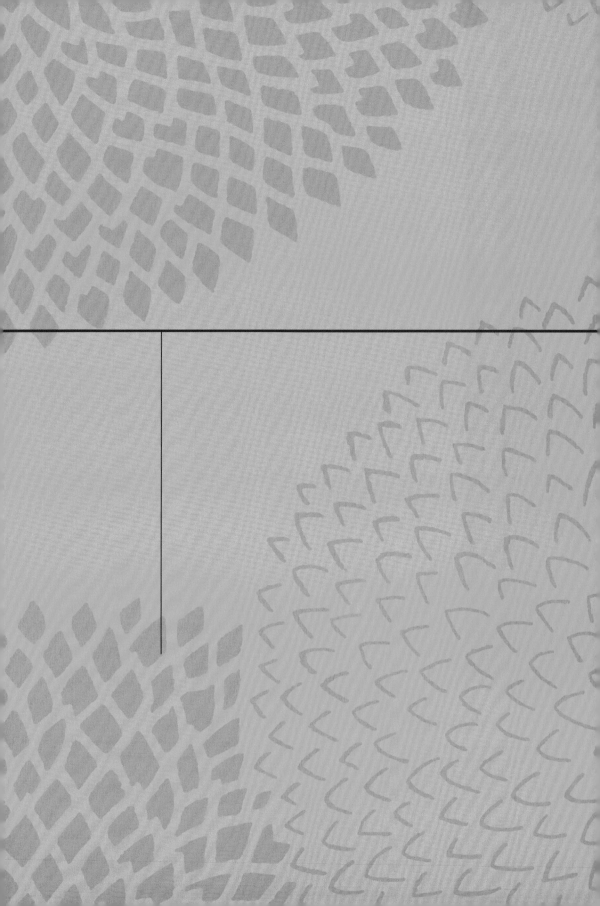

capítulo 4

VIVENDO NAS GRANDES CIDADES

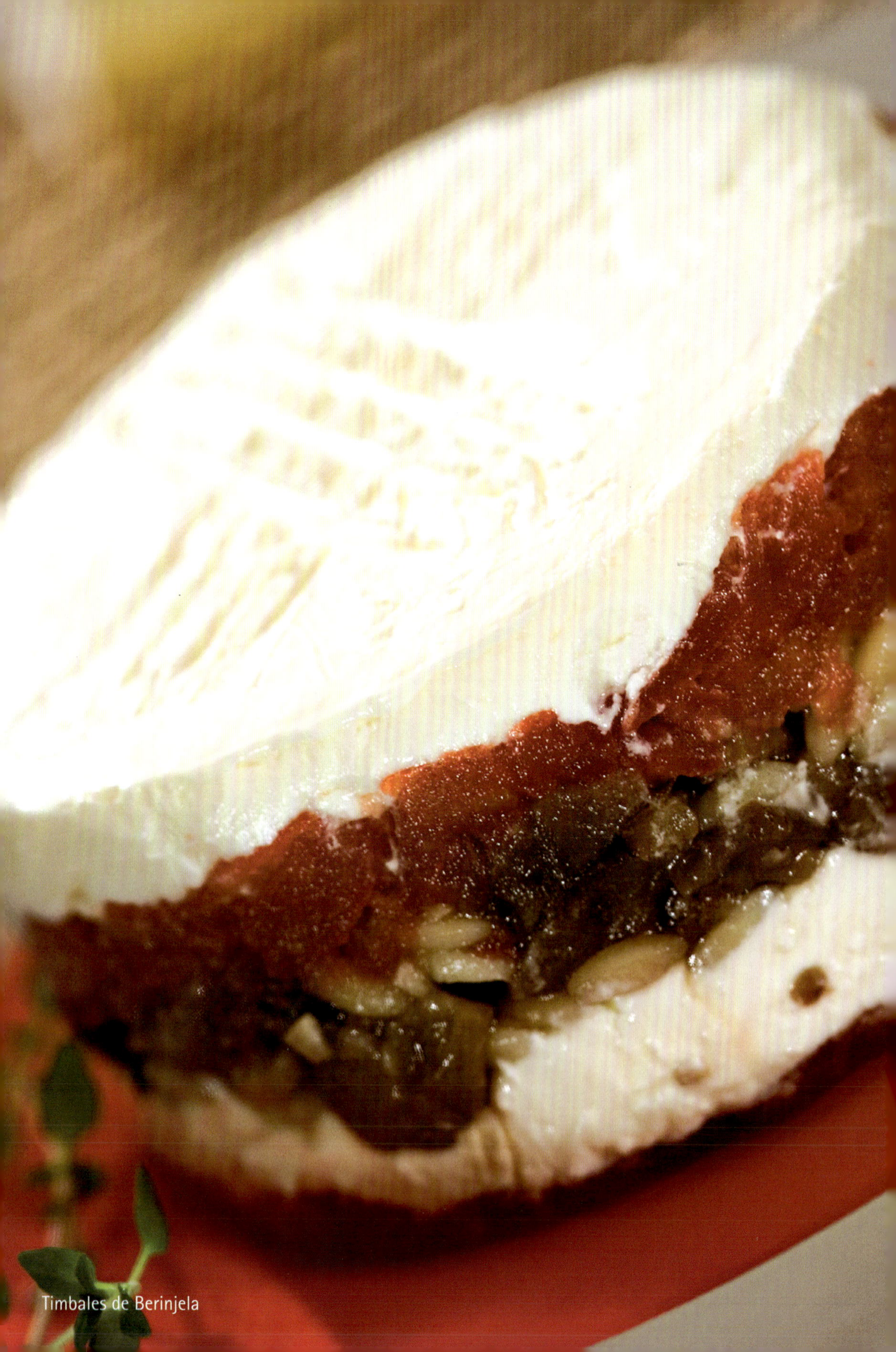
Timbales de Berinjela

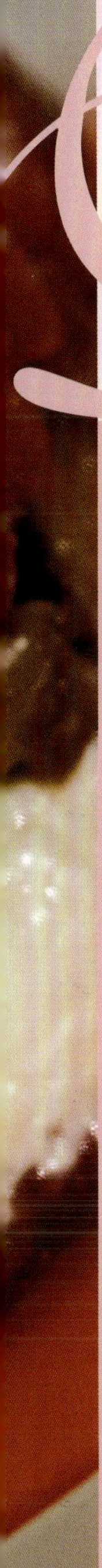

VIVENDO NAS GRANDES CIDADES

O ar poluído das grandes cidades contém inúmeras substâncias nocivas à vida. O chumbo é uma delas. Esse mineral provoca mutações nos glóbulos vermelhos do sangue. Uma forma de se proteger é incluindo uma fibra solúvel chamada pectina na alimentação diária.

A maçã, os brotos de girassol e a linhaça contêm a pectina, que pode auxiliar na prevenção de contaminação por chumbo.

Além disso, essa fibra é muito utilizada na culinária porque tem propriedades espessantes, serve para dar um efeito de gelatina em alguns pratos (como a parte espelhada que cobre as frutas nas tortas) ou para engrossar determinadas receitas.

As algas Kelp, Agar e *Kombu* contêm algina, substância que diminui a absorção de chumbo e ajuda na expulsão desse metal do organismo (ver seção Algas Marinhas, p.71).

Alimentos que atuam como purificadores das células expulsam do organismo toxinas como o monóxido de carbono (expelido pelos escapamentos dos carros e presente nos cigarros).

O cádmio é um contaminante ambiental extremamente tóxico, pois encontra-se no ar e sua principal procedência são os pneus de borracha que, ao rodarem nas ruas, se desgastam e desprendem partículas do metal. O ar também é contaminado por poluentes provenientes da gasolina e de óleos lubrificantes utilizados pelos automóveis. Outros contaminantes também são encontrados em carnes de animais e em mariscos.

Tudo isso leva à conclusão de que a maior via de contaminação humana por esse metal tóxico está na ingestão de alimentos contaminados, junto com a água que bebemos.

Ele retém sódio que estreita as artérias e faz com que o coração tenha que trabalhar mais e bombear maior quantidade de sangue (hipertensão arterial).

Com uma dieta não tóxica, jejuns, lavagens intestinais, água destilada para beber, suplementação de antídotos vitamínicos, minerais, enzimas e aminoácidos e ainda evitando sempre que possível as fontes de cádmio, o processo de eliminação dele do nosso organismo acontecerá muito mais rápido.

ALIMENTOS QUE PURIFICAM AS CÉLULAS

ABÓBORA
ALGA AGAR
ALGA *KOMBU*
ASPARGO
BATATA-DOCE
BROTOS DE ALFAFA
CENOURA
CEVADINHA
FARELO DE ARROZ INTEGRAL
FOLHAS VERDES BEM ESCURAS
GERME DE TRIGO
MANGA
MELÃO
ÓLEOS PRENSADOS A FRIO
PISTACHE
REPOLHO CRU
TRIGO-SARRACENO

ALCACHOFRA
ALGA KELP
ALHO
AVEIA
BETERRABA
BROTOS EM GERAL
CENTEIO
COUVE
FEIJÕES
FRUTOS OLEAGINOSOS
GOIABA
MELADO
NABO
PASSA
PÓLEN DE FLORES
SALSINHA

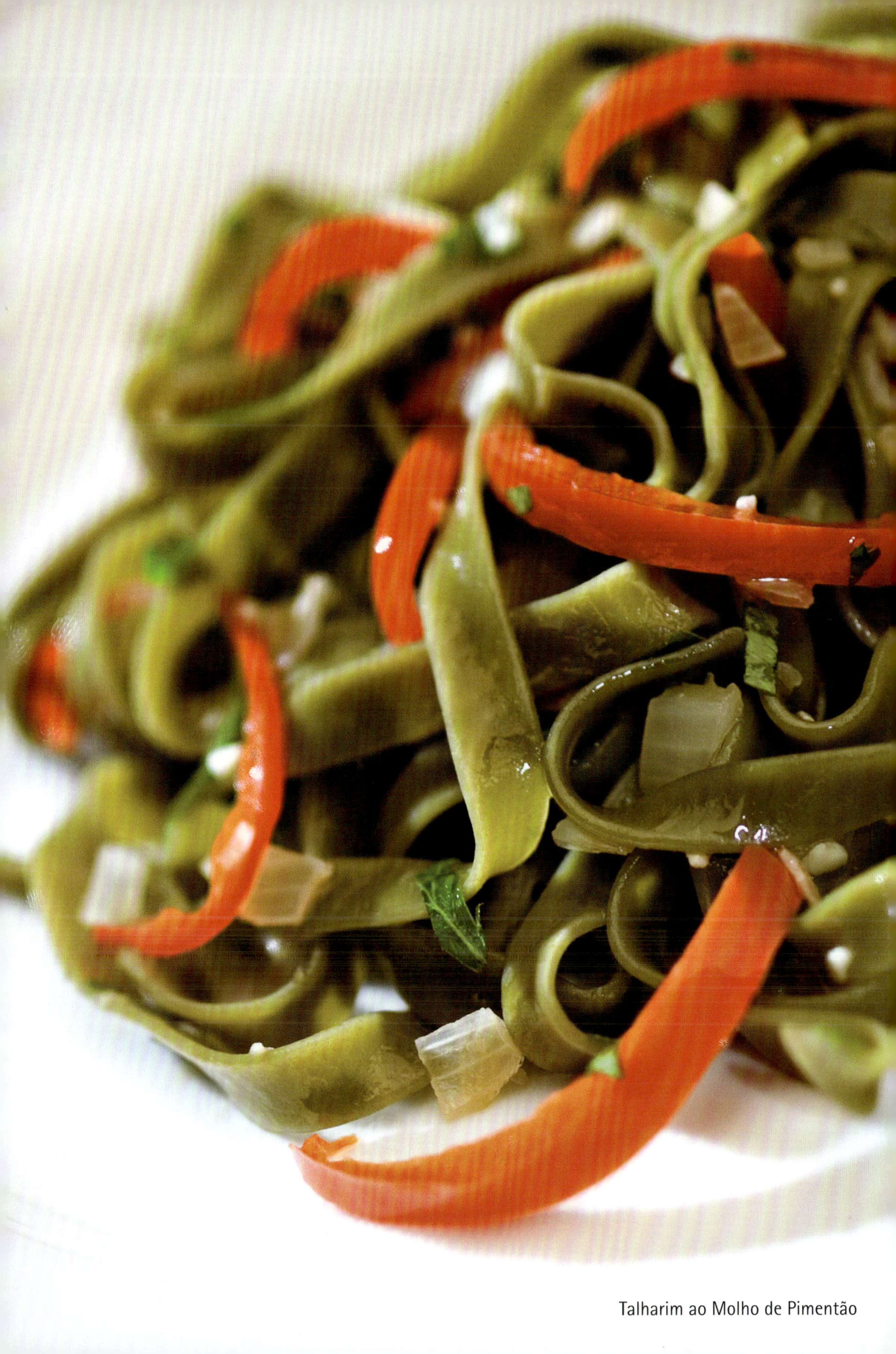

Talharim ao Molho de Pimentão

TALHARIM AO MOLHO DE PIMENTÃO

INGREDIENTES

250 g (1/2 pacote) de talharim verde
6 colheres (chá) de azeite
1 cebola média picada
1 dente de alho amassado
3 pimentões médios vermelhos cortados em tiras finas
2 colheres (sopa) de salsinha
Sal marinho a gosto

MÉTODO

Cozinhe a massa em água fervente. Ao mesmo tempo, em outra panela, refogue a cebola e o alho no azeite. Acrescente os pimentões. Em fogo baixo, mexa até que fiquem macios. Escorra o macarrão, misture com o molho, salpique com a salsinha e sirva. Esse molho pode ser servido frio ou quente.

BRUSQUETA

Uma maneira prática de cortar tomates em cubos: retire as sementes e, com a palma da mão, aperte o tomate na tábua até que ganhe uma forma plana. Em seguida, fatie nos dois sentidos formando os cubinhos.

INGREDIENTES

4 fatias de pão integral
4 tomates orgânicos
Sal marinho a gosto
Azeite extravirgem a gosto
4 folhas de manjericão picadas

MÉTODO

Tire as sementes e o miolo dos tomates e pique-os em cubos de 1 centímetro. Salgue e junte o azeite, misturando. Coloque as fatias de pão em uma assadeira e leve ao forno alto (200°C). Quando estiverem levemente tostadas na parte de cima, tire do forno e, ainda na assadeira, vire-as, com a parte mais escura para baixo. Cubra as torradas com o tomate picado e regue com azeite. Volte ao forno por alguns minutos até a torrada dourar. Na hora de servir, distribua o manjericão picado por cima das brusquetas.

LASANHA VEGETARIANA BETINA

INGREDIENTES

PRIMEIRA CAMADA

4 xícaras (chá) de molho de tomate
1 xícara (chá) de água
Sal marinho a gosto

SEGUNDA CAMADA

250 g de lasanha crua

TERCEIRA CAMADA

3 xícaras (chá) de mozarela ralada
1 1/2 xícara (chá) de ricota amassada com o garfo
1 maço de espinafre cozido no vapor
1 cebola picada

MÉTODO

Junte os ingredientes da primeira camada em uma vasilha, mexendo bem. Reserve. Em outro recipiente, misture os ingredientes da terceira camada e reserve. A seguir, monte a lasanha. Em um refratário retangular grande com tampa, despeje 1/3 da mistura de molho de tomate. Por cima, faça uma camada de tiras de lasanha. Cubra com a metade da mistura da ricota. Repita as camadas terminando com o restante do molho. Tampe o refratário e leve ao forno preaquecido médio (180°C). Deixe por 45 minutos e asse descoberta por mais 10 minutos.

CUCOO JAMAICANO

INGREDIENTES

1 1/2 xícara (chá) de quiabo cozido fatiado, com salsinha picada
500 g de fubá
1 litro de água fervente
Sal marinho a gosto

MÉTODO

Faça uma polenta com o fubá. Coloque-a em uma panela e, em fogo baixo, dissolva na água fervente adicionada aos poucos, até obter um mingau grosso. Salgue a gosto e junte o quiabo. Misture bem. Molhe com água fria uma forma redonda de buraco no meio. Despeje dentro dela o cucoo e pressione com as mãos, para ocupar todo o interior. Desenforme e sirva quente, com uma salada de sua preferência.

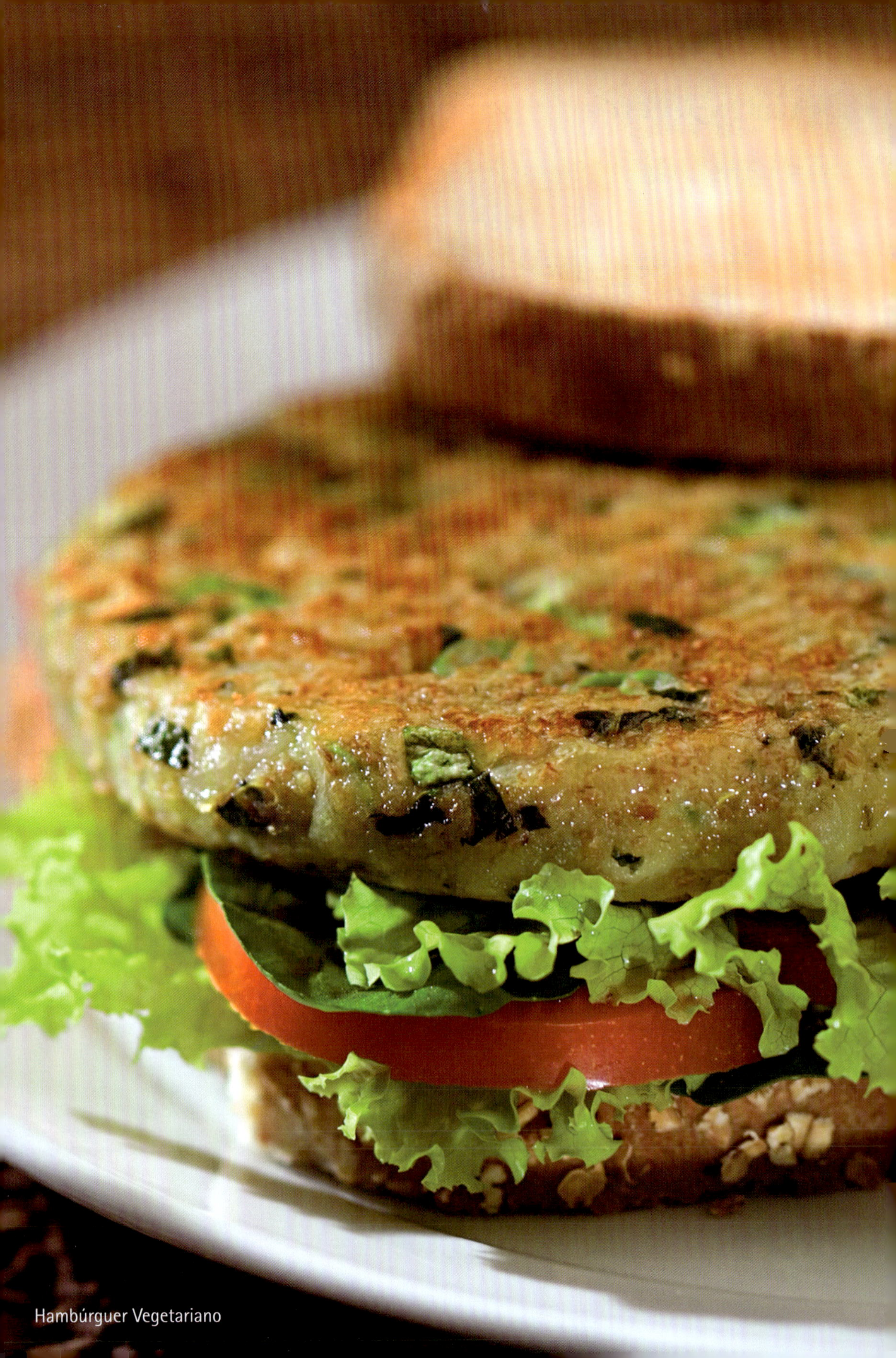

Hambúrguer Vegetariano

HAMBÚRGUER VEGETARIANO

INGREDIENTES

1 xícara (chá) de vagem bem picada
1 abobrinha média bem picada
2 batatas médias descascadas e raladas grossas
1/4 de xícara (chá) de folha de hortelã
1/2 colher (chá) de sal
2 ovos
1 xícara (chá) de pão integral esfarelado
1/2 xícara (chá) de queijo parmesão ralado
Óleo para untar

MÉTODO

Numa tigela, misture bem os ingredientes. Divida a mistura em oito porções. Sobre uma superfície lisa untada com óleo, forme, com cada porção, um hambúrguer. Aqueça uma chapa ou frigideira grande em fogo alto. Pincele-a ligeiramente com óleo e abaixe o fogo para médio. Frite dois hambúrgueres de cada vez, até ficarem dourados (cerca de 2 minutos de cada lado). Coloque numa travessa e sirva em seguida.

RISOTO DE LEGUMES

INGREDIENTES

3 1/2 xícaras (chá) de **Caldo de Legumes Básico** (ver receita na seção Sopas, p.124)
1 xícara (chá) de arroz
1 1/2 xícara (chá) de ervilhas tortas cortadas ao meio
1 cenoura grande cortada em rodelas finas
1 xícara (chá) de talo de salsão picado
1 pimentão pequeno vermelho ou amarelo, sem sementes, cortado ao meio
Sal marinho a gosto

MOLHO

1 colher (sopa) de óleo de girassol
2 colheres (sopa) de suco de limão
Cebolinha picada a gosto
Salsinha picada a gosto

MÉTODO

Numa panela grande com o Caldo de Legumes Básico fervente, acrescente o arroz e os legumes. Deixe ferver novamente. Reduza a chama, adicione o sal e cozinhe, mexendo algumas vezes, até que o arroz e os legumes estejam macios e tenham absorvido todo o caldo (cerca de 30 minutos). Enquanto isso, numa frigideira média, em fogo baixo, refogue a cebolinha no óleo. Junte o suco de limão e reserve. Coloque o risoto numa tigela, adicione o molho de cebolinha e misture. Salpique com a salsinha picada. Sirva imediatamente.

TORTA FÁCIL

INGREDIENTES

MASSA

2 xícaras (chá) de leite de soja
3 ovos levemente batidos
3/4 de xícara (chá) de óleo de girassol
1 colher (sopa) bem cheia de fermento
4 colheres (sopa) de queijo *pecorino* ralado

RECHEIO

300 g de carne de soja picada preparada para uso
1 xícara (chá) de milho cozido
1 1/2 xícara (chá) de mozarela ralada grossa
Azeite a gosto
Orégano fresco a gosto

MÉTODO

Numa panela que tenha a tampa bem ajustada, coloque os ingredientes da massa, reservando 1 colher (sopa) do queijo *pecorino* ralado. Tampe bem e agite com firmeza, para misturar o conteúdo. Reserve. Em outra panela de tampa também bem ajustada, junte os ingredientes do recheio, tampe e proceda da mesma forma, sacudindo para misturar. Numa forma redonda, alterne camadas de massa e de recheio, terminando com uma de massa. Polvilhe com o queijo *pecorino* restante e asse em forno médio preaquecido (180°C) por 40 minutos.

TIMBALES DE BERINJELA

INGREDIENTES

3 berinjelas em cubos com casca
3 colheres (sopa) de azeite
Tomilho fresco a gosto
2 dentes de alho amassados
1/2 colher (sopa) de açúcar mascavo
6 tomates orgânicos sem pele e sem sementes amassados
50 g de macarrão miúdo cozido
350 g de *cream cheese*
Sal marinho a gosto

MÉTODO

Numa panela, refogue as berinjelas no azeite com o tomilho, o alho e o açúcar, em fogo brando. Numa vasilha à parte, faça uma pasta com o tomate e o sal. Reserve. Quando a berinjela murchar, tire do fogo e acrescente o macarrão. Deixe esfriar. Forre um refratário ou uma forma retangular funda com filme plástico e unte o papel. Alterne uma camada de *cream cheese* e outra de pasta de tomate. Cubra com a berinjela e o macarrão e pressione, acomodando bem. Repita outra camada de *cream cheese*, outra de pasta, sempre apertando. Embrulhe com o filme plástico e deixe na geladeira por 2 horas antes de servir.

MACARRÃO PRIMAVERIL

Hortelã, mostarda-branca, cravo-da-índia, coentro, canela, açafrão, alho e cebola têm propriedades digestivas.

INGREDIENTES

500 g (1 pacote) de talharim
Sal marinho a gosto
1/3 de xícara de azeite extravirgem
2 xícaras (chá) de ervilhas frescas escaldadas em água e sal
2 xícaras (chá) de favas escaldadas em água e sal
1 xícara (chá) de ricota
1/2 xícara (chá) de queijo *pecorino* ralado grosso
1/4 de xícara (chá) de folhas de hortelã picadas

MÉTODO

Cozinhe o macarrão em bastante água com sal. Escorra e misture numa tigela grande com o azeite, as ervilhas, as favas e a ricota. Polvilhe com o queijo *pecorino* e a hortelã picada.

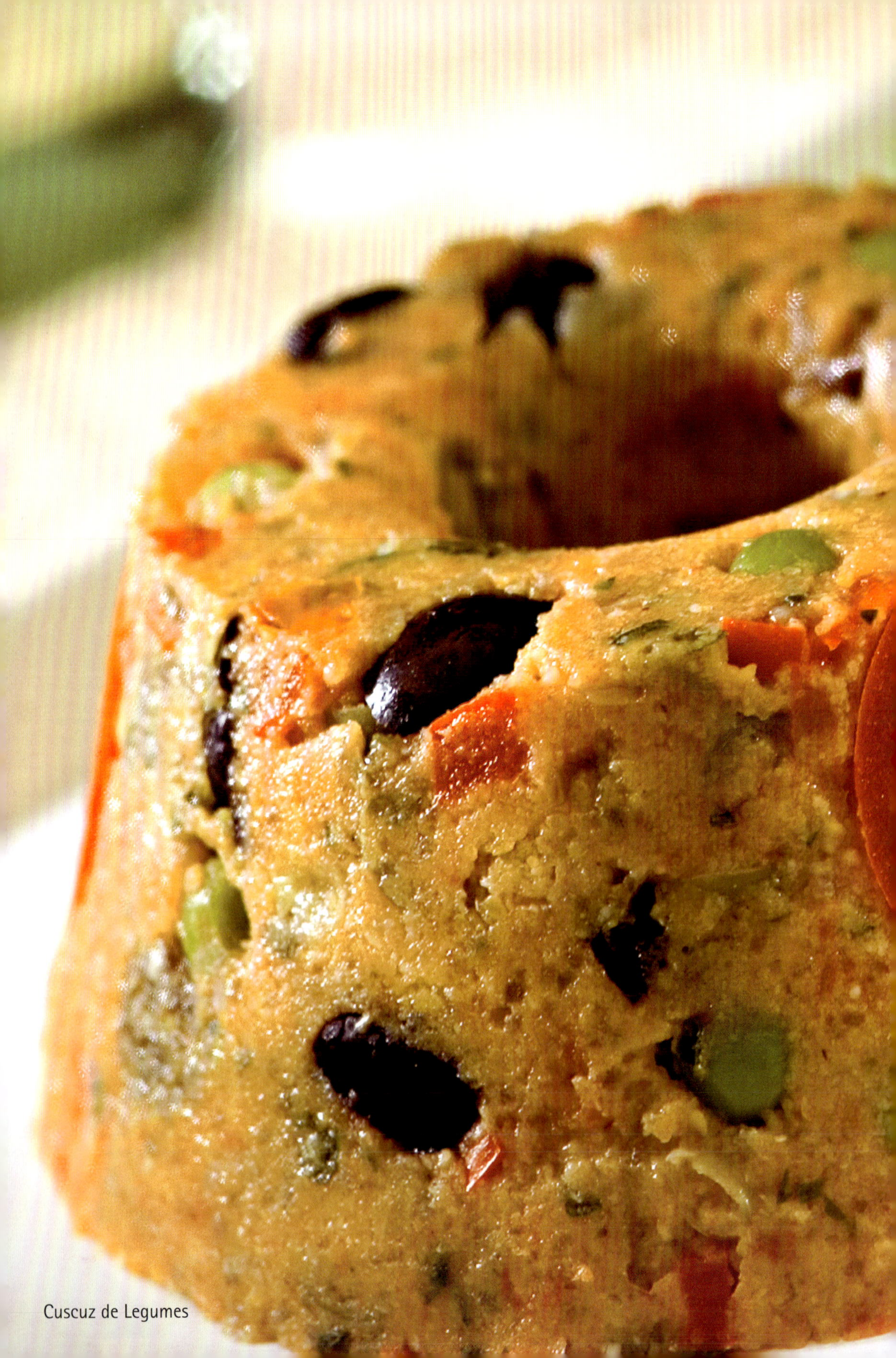

Cuscuz de Legumes

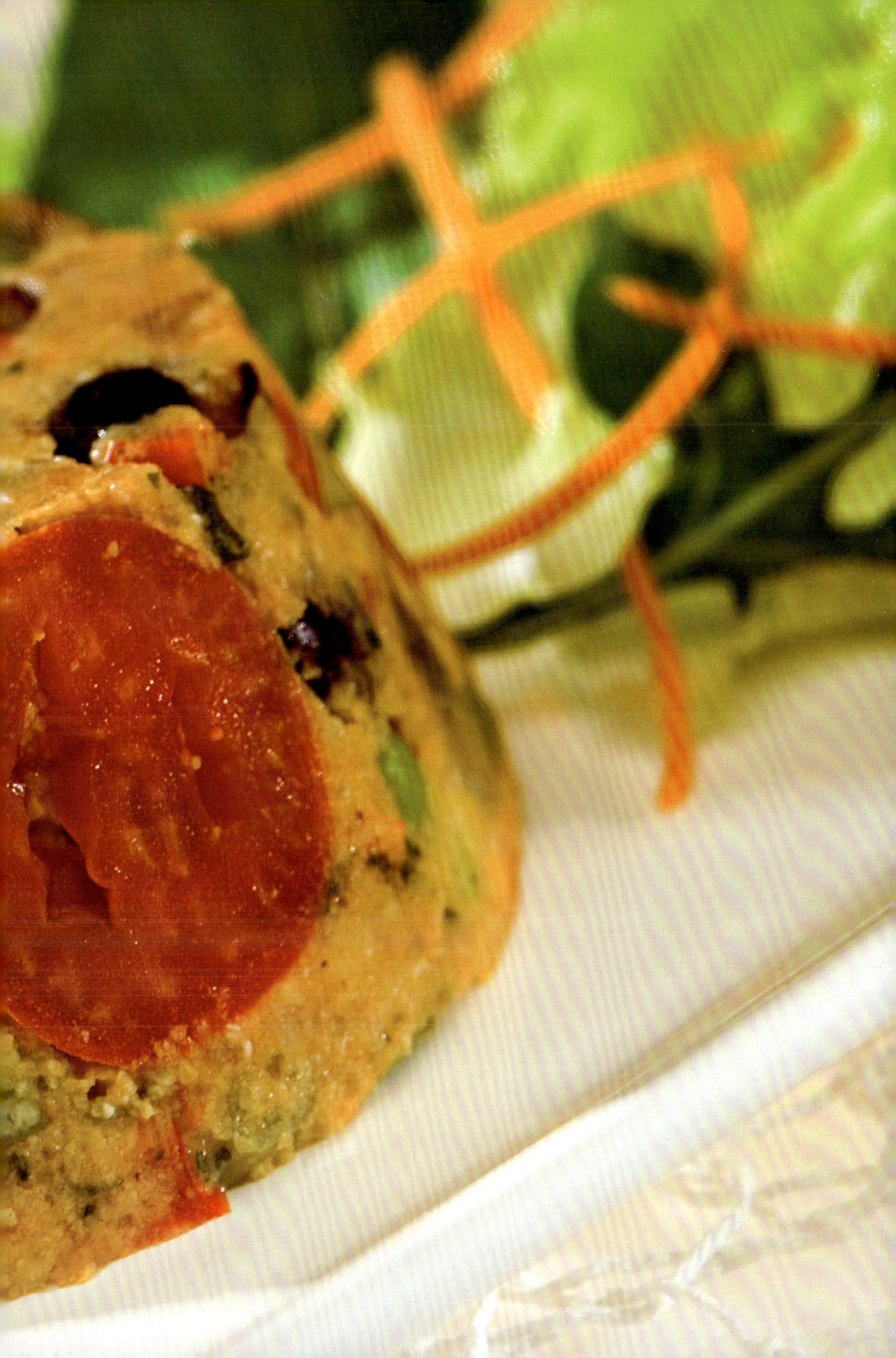

CUSCUZ DE LEGUMES

INGREDIENTES

1 cebola média picada
2 colheres (sopa) de óleo de girassol
5 tomates orgânicos picados
1 abobrinha pequena picada
1 xícara (chá) de vagens picadas
1/2 pimentão vermelho picado
Sal marinho a gosto
1 xícara (chá) de ervilhas frescas
1 berinjela pequena sem casca e cortada em cubos
Salsinha e manjericão picados a gosto
1/3 de xícara (chá) de azeitonas pretas picadas, mais um pouco para decorar
2 xícaras (chá) de água
1 1/3 xícara (210 g) de farinha de milho misturada com 1 colher (sopa) de farinha de mandioca

MÉTODO

Decore o interior de uma forma redonda com buraco no meio com algumas azeitonas, fatias de tomate e salsa. Reserve. Numa panela, refogue a cebola no óleo. Acrescente o tomate picado, a abobrinha, a berinjela, a vagem, o pimentão e o sal. Misture bem. Adicione a água e deixe cozinhar até amaciar os legumes. Junte as ervilhas, a salsinha, o manjericão e as azeitonas. Acrescente as farinhas aos poucos, mexendo até virar um angu. Coloque na forma reservada, cuidadosamente, e aperte bem. Desenforme e sirva.

TORTELLI DE ABÓBORA

Esta é uma receita de Veneza, terra de minha querida mãe. A cozinha *veneta* ou *venezia* eugenea é uma das mais elegantes da Itália. Veneza é adornada com seus palácios e recortada por canais, entre eles o Gran Canale, que nos remete à Idade Média, para a época das grandes navegações e do início do Renascimento, quando, junto com Gênova, a cidade foi a mais poderosa e influente no Mediterrâneo. Além de Veneza, a região do Vêneto inclui as antigas cidades de Vicenza, Pádua, Treviso, Anone Veneto e Verona (imortalizada por Shakespeare em *Romeu e Julieta*). Alcachofras, ervilhas, repolhos, abobrinhas, pepinos, cebolas, tomates e o famoso aspargo de Bassano são cultivados na *pianura veneta*. Morangos, peras e vinhedos crescem nas encostas; o arroz é cultivado no vale do rio Pó. É uma região servida de uma enorme variedade de vegetais. Treviso é famosa pelo *radicchio rosso*, a endívia vermelha. Também é a região das melhores massas recheadas, como os Tortelli di Zucca, recheados com abóbora. Seus vinhos superiores acompanham muito bem toda essa riqueza gastronômica. Um exemplo é o Valpolicella, especialmente indicado para as massas.

INGREDIENTES
MASSA

2 xícaras (chá) de farinha de amêndoas
2 ovos
1 colher (chá) de sal
2 a 3 colheres (sopa) de água

RECHEIO

1 abóbora *kabocha* (japonesa) descascada e picada
3 colheres (sopa) de azeite extravirgem
2 colheres (sopa) de cebola picadinha
2 colheres (chá) de alho picado
3/4 de xícara (chá) de queijo *pecorino* ralado
1 colher (chá) de noz-moscada moída (opcional)
1 pitada de sal marinho

MÉTODO

Sobre uma superfície lisa, junte a farinha de amêndoas, fazendo um monte. Faça uma cavidade no meio e preencha com os ovos, misturando com as mãos para formar uma massa. Junte o sal e, aos poucos, a água, para ligar a massa. Deixe descansar por 30 minutos. Numa panela com o azeite, refogue todos os ingredientes do recheio, menos o sal e a abóbora. Em outra panela, cozinhe a abóbora até ficar enxuta, adicione o sal e passe pelo espremedor. Reserve. Para a montagem dos *tortelli*: numa superfície enfarinhada, com o auxílio de um rolo, abra a massa e, com um cortador ou uma forminha emborcada, corte em rodelas de 15 centímetros de diâmetro. Espalhe as rodelas na superfície forrada de farinha. Em cada rodela de massa, adicione uma porção farta de recheio. Dobre a rodela, formando uma meia-lua. Aperte as extremidades. Numa panela com água fervente, cozinhe os *tortelli* de 3 em 3. Retire com uma escumadeira após 8 minutos. Coloque os *tortelli* numa travessa e cubra com um molho de tomates maduros sem agrotóxico. Sirva imediatamente.

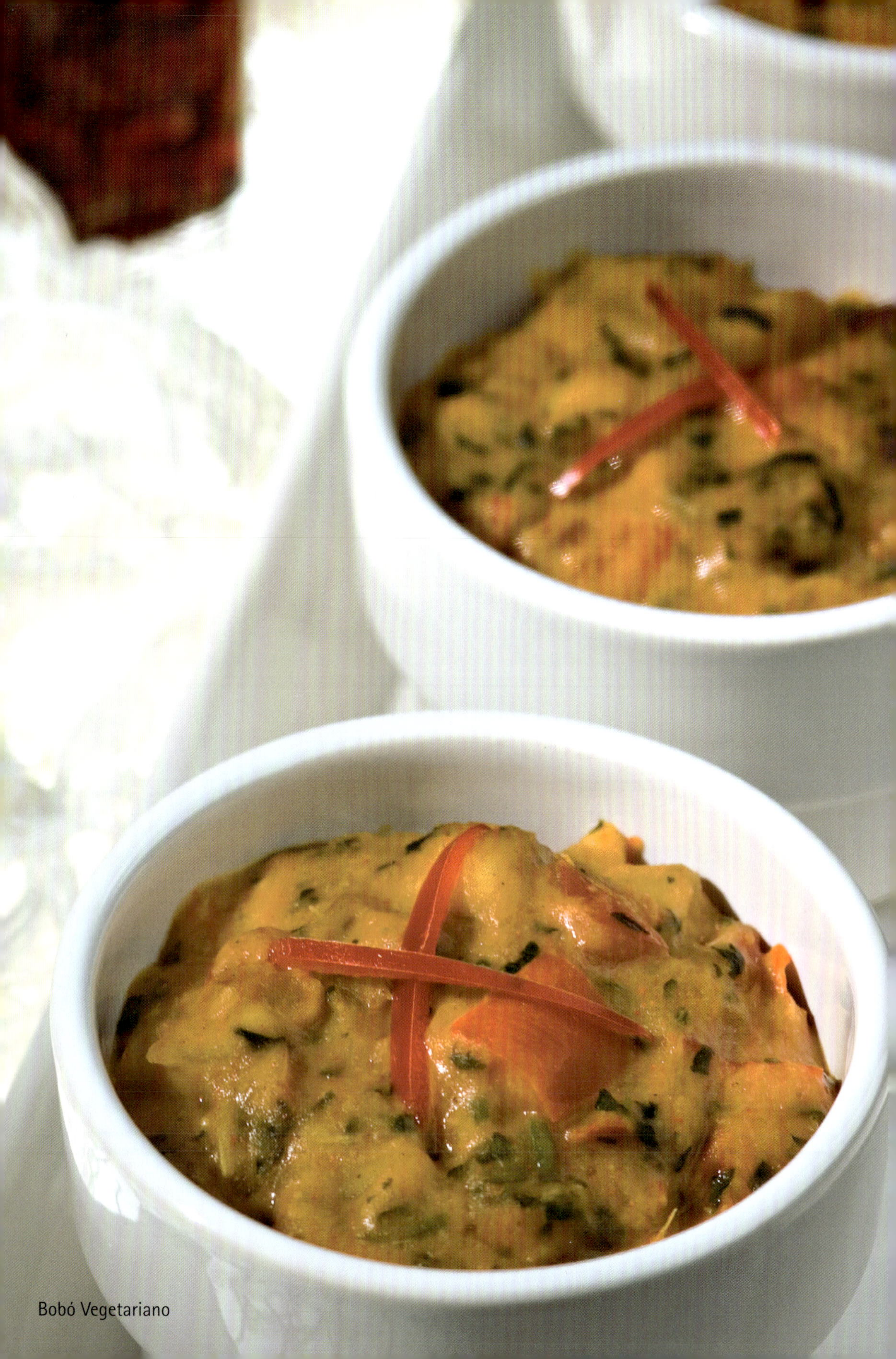

Bobó Vegetariano

BOBÓ VEGETARIANO

Pratos típicos possuem um sabor imaginativo quando acompanhados de vegetais cuidadosamente selecionados e temperos exóticos. Se quiser, sirva este Bobó Vegetariano em louças apropriadas. Isso acrescentará à refeição uma qualidade de cerimônia frugal.

INGREDIENTES

2 1/2 colheres (sopa) de coentro fresco picado
6 tomates orgânicos maduros picados
1 pimentão vermelho picado
1/2 xícara (chá) de salsinha picada fina
1 colher (chá) de gengibre fresco ralado
1 colher (sopa) de azeite de dendê
1/4 de xícara (chá) de azeite
2 colheres (chá) de urucum
1 kg de mandioca (aipim) cozida e amassada
1 garrafa pequena (200 ml) de leite de coco
Azeitonas pretas sem caroço a gosto
Sal marinho a gosto
1/3 de xícara (chá) de molho *shoyu*
Coentro picado para decorar

MÉTODO

Aqueça uma panela de barro em fogo médio. A panela de barro é imprescindível para o sabor do prato. Refogue o coentro, a metade do tomate, o pimentão, a salsinha e o gengibre nos dois azeites. Junte o urucum e misture. Acrescente a mandioca, a metade do leite de coco, as azeitonas, o *shoyu* e o sal. Misture com delicadeza. Mantenha a panela semitampada, em fogo baixo, por 10 minutos. Adicione o restante do tomate e do leite de coco. Mexa o bobó levemente. Sirva com um pouquinho de coentro picado.

VARIAÇÃO

Palmito pupunha fatiado pode ser adicionado ao bobó.

QUICHE DE PINHÃO E FUBÁ

INGREDIENTES

MASSA

1/2 xícara (chá) de manteiga *ghee*
1 gema
1 xícara (chá) de fubá
Sal marinho a gosto
1/2 xícara (chá) de farinha de trigo integral

RECHEIO DE PINHÃO

1 colher (sopa) de azeite
1 1/2 xícara (chá) de pinhão cozido (com casca) por 40 minutos, depois descascado e picado
Salsinha picada a gosto (é rica em ferro)
1/2 cebola pequena ralada
Sal marinho a gosto

COBERTURA

2 ovos
1 xícara (chá) de creme de leite *light*
3 colheres (sopa) de parmesão ralado grosso

MÉTODO

Numa vasilha, misture aos poucos, com a mão, todos os ingredientes da massa até ficar firme. Reserve. Prepare o recheio: numa panela, refogue no azeite a cebola, o pinhão e a salsinha por último. Adicione o sal e reserve. Prepare a cobertura: bata todos os ingredientes (menos o parmesão) no liquidificador e reserve. Montagem da *quiche*: coloque filme plástico embaixo e por cima da massa e abra-a com um rolo. Monte a massa na forma de *quiche*, apertando com os dedos. Coloque o recheio. Devagar, despeje a cobertura por cima da *quiche* e polvilhe com o parmesão. Asse por 15 minutos em forno médio preaquecido a 175°C. Se desejar, sirva a quiche acompanhada de uma salada verde com um molho de sua preferência.

ARROZ INDIANO

Este risoto é feito com arroz basmati. Originário da Índia e do Paquistão, o basmati tem grãos longos, com aroma e sabor que lembram nozes.

INGREDIENTES

1/2 cebola média ralada
1/2 colher (chá) de cravo-da-índia moído
1/2 colher (chá) de canela moída
3 colheres (sopa) de azeite
1 xícara (chá) bem cheia de arroz integral, de preferência basmati
2 xícaras (chá) de água
Sal marinho a gosto
1 folha de louro
2/3 de xícara (chá) de uvas-passas sem caroço

MOLHO

2 colheres (sopa) de azeite
1 xícara (chá) de salsão picado fino
1 xícara (chá) de orégano seco
1 colher (sopa) de *curry* picante
Suco de 2 laranjas
1 xícara (chá) de suco de tomate fresco
1/4 de xícara (chá) de creme de leite (opcional)
1 colher (chá) de raspa de casca de laranja

MÉTODO

Aqueça o azeite numa panela em fogo médio. Refogue a cebola com o sal, o cravo, a canela e misture. Quando a cebola amolecer, acrescente o arroz, o louro, as uvas-passas a água e o sal. Abaixe o fogo assim que levantar fervura. Tampe e espere a água secar. Destampe e apague o fogo. Deixe descansar por 5 minutos, para o arroz acabar de cozinhar. Enquanto isso, prepare o molho. Misture em outra panela o azeite, o salsão, a cebola, o orégano, o *curry*, o suco de laranja e o suco de tomate. Deixe por 8 minutos em fogo médio, mexendo sempre. Acrescente o creme de leite, se desejar, e as raspas de laranja. Cozinhe por mais 2-3 minutos. Misture ao arroz e sirva.

PATÊ DE ALCACHOFRA

A alcachofra ajuda a reduzir a taxa de colesterol e triglicéride no sangue, protegendo e estimulando o trabalho do fígado e da vesícula. A planta da alcachofra também tem uso medicinal. É considerada depurativa, sedativa da tosse, desintoxicante e dissolve cálculos renais. As folhas podem ser aproveitadas para chás ou extratos. Elas contêm ferro, fósforo, potássio, sódio, tanino e uma grande gama de vitaminas.

INGREDIENTES

2 corações de alcachofra
1/2 cebola picada
2 dentes de alho
1 ramo de salsinha picada
3 colheres (sopa) de suco de limão
Sal marinho a gosto

MÉTODO

Bata todos os ingredientes no liquidificador, até obter uma pasta homogênea. Se a mistura ficar muito grossa, adicione um pouco de água, azeite ou suco de limão. Conserve na geladeira até a hora de servir.

OBSERVAÇÃO

Prepare o patê com algumas horas de antecedência, para apurar melhor os temperos.

CORAÇÕES DE ALCACHOFRA AO ALHO

INGREDIENTES

1 1/2 xícara de corações de alcachofra picados
2 dentes de alho
1 colher (sopa) de azeite
1 colher (sopa) de suco de limão
1/3 de xícara (chá) de salsinha picada
Sal marinho a gosto

MÉTODO

Numa frigideira, frite o alho no azeite. Junte a alcachofra, tempere com o sal, a salsinha e o suco de limão. Refogue por alguns minutos. Este prato pode ser servido frio ou quente.

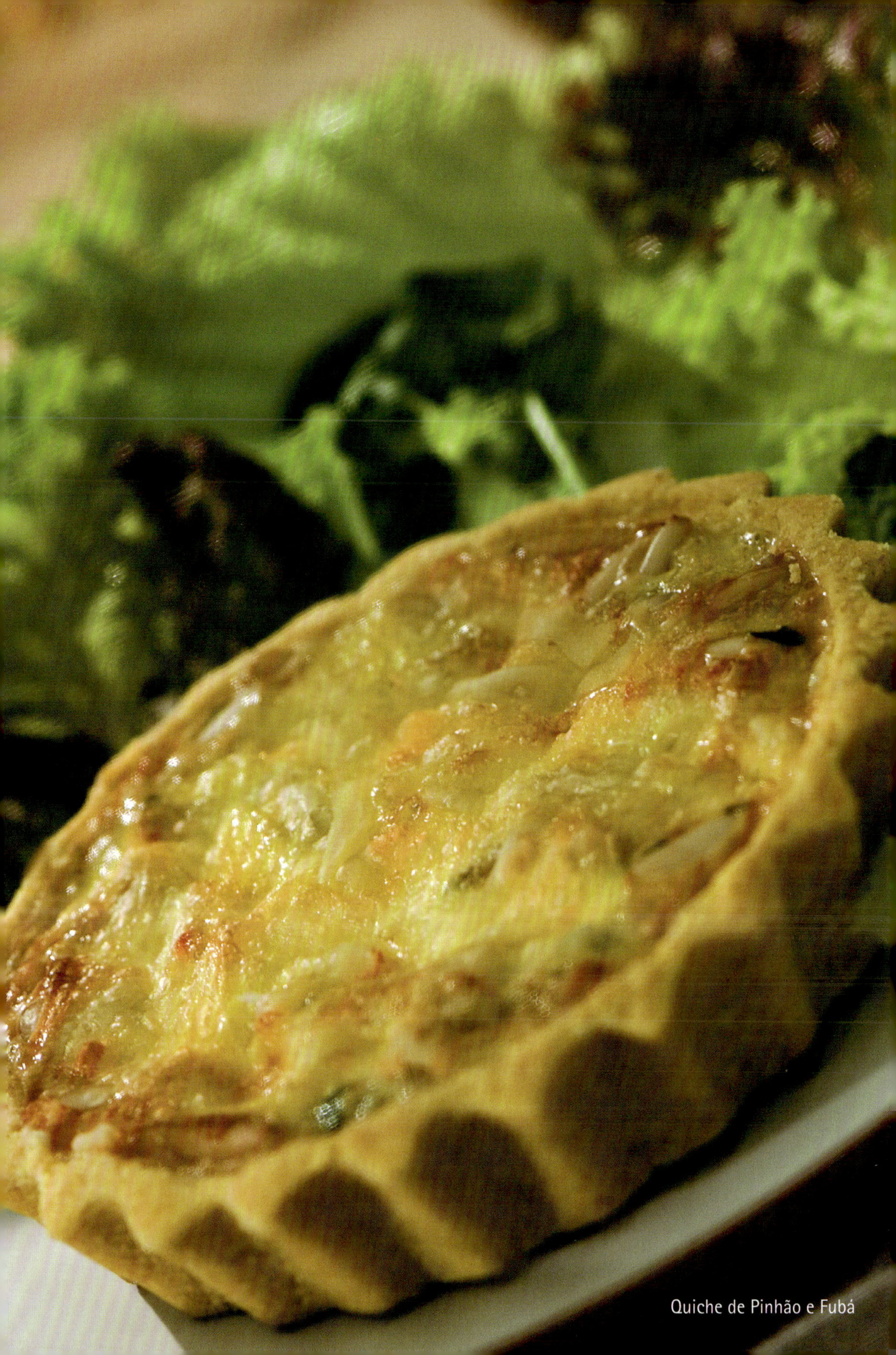

Quiche de Pinhão e Fubá

ABÓBORA ESPAGUETE

Esse vegetal, da família da abóbora, do melão, do pepino e da melancia, é rico em água e minerais, o que faz dele um alimento ideal para ser consumido na primavera e no verão.

INGREDIENTES

1 abóbora espaguete (*spaghetti squash*) média
4 colheres (sopa) de azeite extravirgem
Salsinha picada e sal marinho a gosto
2 xícaras (chá) de queijo *cottage*
3 colheres (chá) de canela em pó
Ramos de salsinha para enfeitar

MÉTODO

Corte a abóbora espaguete ao meio, no sentido do comprimento, com uma faca afiada. Tire somente o centro, com pegador de sorvete. Arrume as duas metades emborcadas numa assadeira e asse no forno bem quente (230°C) por cerca de 1 hora. Deixe esfriar. Retire, raspando, os "espaguetes" da abóbora, sem machucar a casca. Reserve as metades vazias. Coloque os espaguetes numa vasilha e misture delicadamente com o azeite, a salsinha e o sal marinho. Reserve. Forre as duas metades vazias com uma farta camada de queijo *cottage* e canela em pó. Cubra com os espaguetes temperados. Enfeite com ramos de salsinha e sirva.

BRÓCOLIS COM TOMATES

INGREDIENTES

1 kg de tomates orgânicos sem pele picados
3 colheres (sopa) de azeite
1 dente de alho amassado
2 colheres (sopa) de suco de limão
1 colher (chá) de pimentão vermelho picado
1 kg de floretes de brócolis cozidos no vapor
1/4 de xícara (chá) de azeitonas
1/4 de xícara (chá) de pinoli assados (opcional)
Salsinha picada a gosto
4 colheres (sopa) de raspas de queijo *pecorino*

MÉTODO

Numa panela, refogue o tomate no azeite aquecido em fogo médio. Junte o alho, o suco de limão e o pimentão. Deixe cozinhar por 10 minutos. Acrescente o brócolis, as azeitonas, o pinoli (opcional) e a salsinha, mexendo para misturar bem. Sirva a seguir, com as raspas de queijo por cima.

BRÓCOLIS COM COUVE-FLOR E AMÊNDOAS

Vegetais como repolho, brócolis, couve-flor e couve-de-bruxelas contêm não uma, mas duas substâncias que combatem o câncer, a brassinina e o sulforafano. Elas aumentam no corpo as enzimas que eliminam elementos cancerígenos antes que eles se tornem perigosos, e também podem reduzir o risco de ataques do coração. Em um estudo da Universidade de Harvard, nos Estados Unidos, feito com 75 mil mulheres, cada porção adicional desses vegetais diminuiu em 7% o número de enfartos.

INGREDIENTES

2 xícaras (chá) de floretes de couve-flor
2 xícaras (chá) de floretes de brócolis
1 xícara (chá) de repolho picado
3 colheres (sopa) de amêndoas sem pele, em lascas
1/2 colher (chá) de sal marinho
1/2 colher (sopa) de azeite

MÉTODO

Ferva água numa panela a vapor, em fogo alto. Cozinhe a couve-flor e o brócolis na parte superior, tampada, por cerca de 5 minutos ou até que os floretes estejam macios, mas firmes. Reserve. Numa frigideira pequena, aqueça as amêndoas em fogo médio, mexendo sempre, até ficarem tostadas (cerca de 2 minutos). Reserve. Coloque os vegetais numa tigela, tempere com o sal e o azeite e misture. Espalhe por cima a amêndoa tostada e sirva a seguir.

ALMÔNDEGAS DE LEGUMES

INGREDIENTES

1 1/4 xícara (chá) de farinha de rosca
2 xícaras (chá) de cenoura ralada grossa
2 xícaras (chá) de chuchu ralado grosso
1 cebola grande ralada
1 colher (sopa) de salsinha picada
1/2 colher (sopa) de manteiga de *tahine*
Sal marinho, com moderação

MÉTODO

Numa vasilha, misture todos os ingredientes. Forme as almôndegas com a massa obtida. Coloque em assadeira untada e leve ao forno médio preaquecido (180°C) por 15-20 minutos.

BOLO SALGADO VEGETARIANO

Em dias especiais, sirva este Bolo Salgado Vegetariano, que leva alguns ingredientes também especiais, como as farinhas de amêndoas ou de castanhas. É possível variar o recheio usando outros legumes de sua preferência.

INGREDIENTES

1 cebola pequena picadinha
3 dentes de alho bem amassados
1 xícara (chá) de azeite
3 ovos separados, as claras em neve
3 colheres (sopa) de queijo parmesão ralado
1 colher (chá) de sal marinho
7 colheres (sopa) de farinha de trigo integral
8 colheres (sopa) de farinha de amêndoas ou de castanhas
2 colheres (sopa) de fermento em pó
2 xícaras (chá) de leite de cabra ou de soja
Óleo vegetal e farinha de trigo integral para untar e polvilhar

RECHEIO

1 cebola pequena bem picada
1 dente de alho bem amassado
1/2 xícara (chá) de azeite
1 tomate maduro bem picado
1/2 xícara (chá) de salsa picadinha
1 cenoura picada cozida no vapor
1/2 xícara (chá) de vagem picada cozida no vapor
1/2 xícara (chá) de ervilhas frescas cozidas no vapor
1/2 xícara (chá) de azeitonas pretas picadas
1 xícara (chá) de alho-poró picado

MÉTODO

Faça primeiro o recheio. Numa panela média, doure a cebola e o alho no azeite. Acrescente o tomate, a salsinha e os legumes. Reserve. Em outra panela, refogue a cebola e o alho no azeite. Deixe esfriar e junte as gemas, o queijo ralado, o sal, as farinhas, o fermento e o leite, mexendo sempre. Tire do fogo e misture as claras em neve à massa, delicadamente. Unte com óleo uma forma redonda com buraco no meio e polvilhe com farinha de trigo integral. Arrume a massa alternando-a em camadas com o recheio. Leve ao forno preaquecido médio-baixo (150°C) por cerca de 25 minutos. Desenforme frio e decore a gosto.

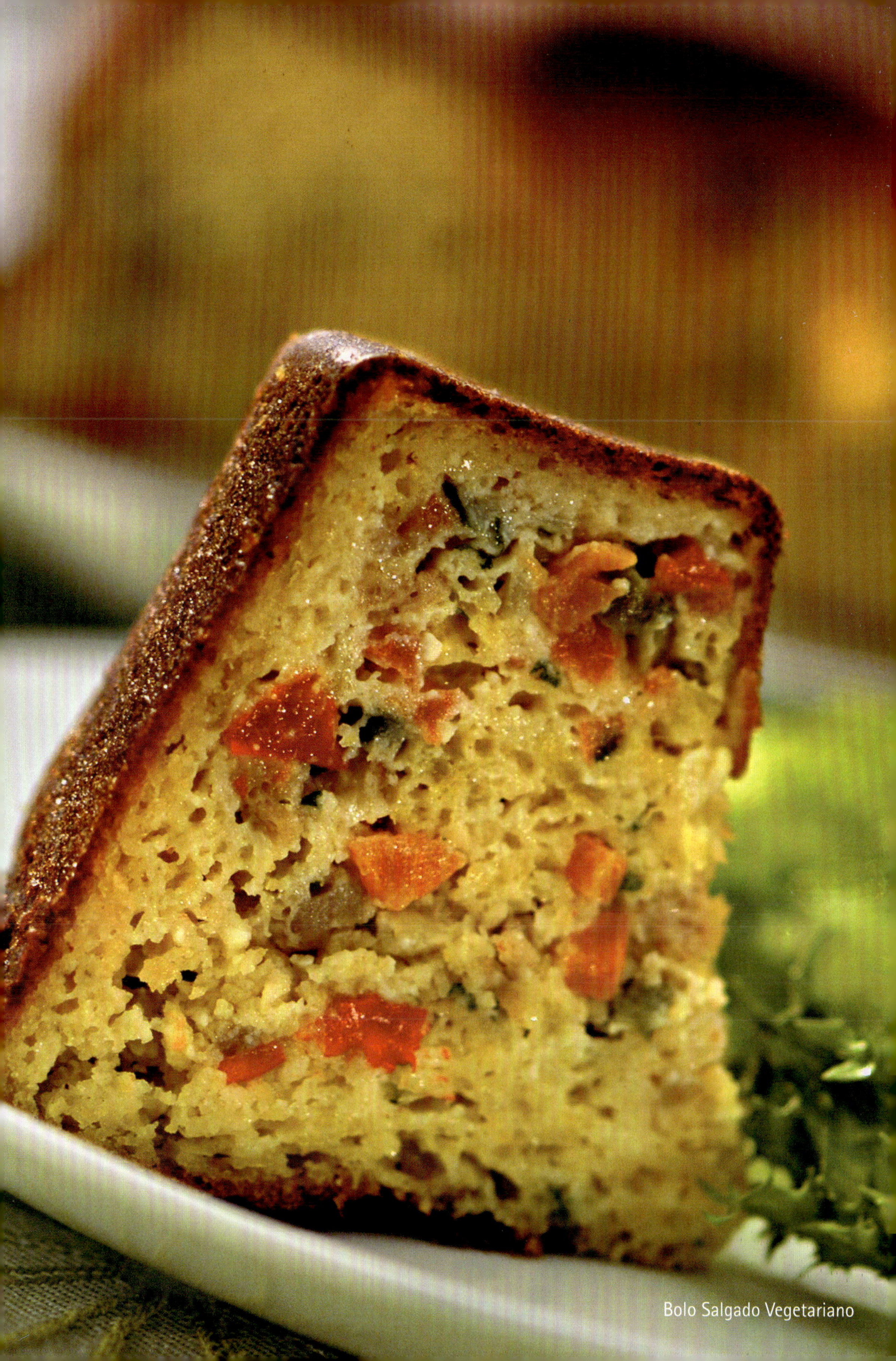

Bolo Salgado Vegetariano

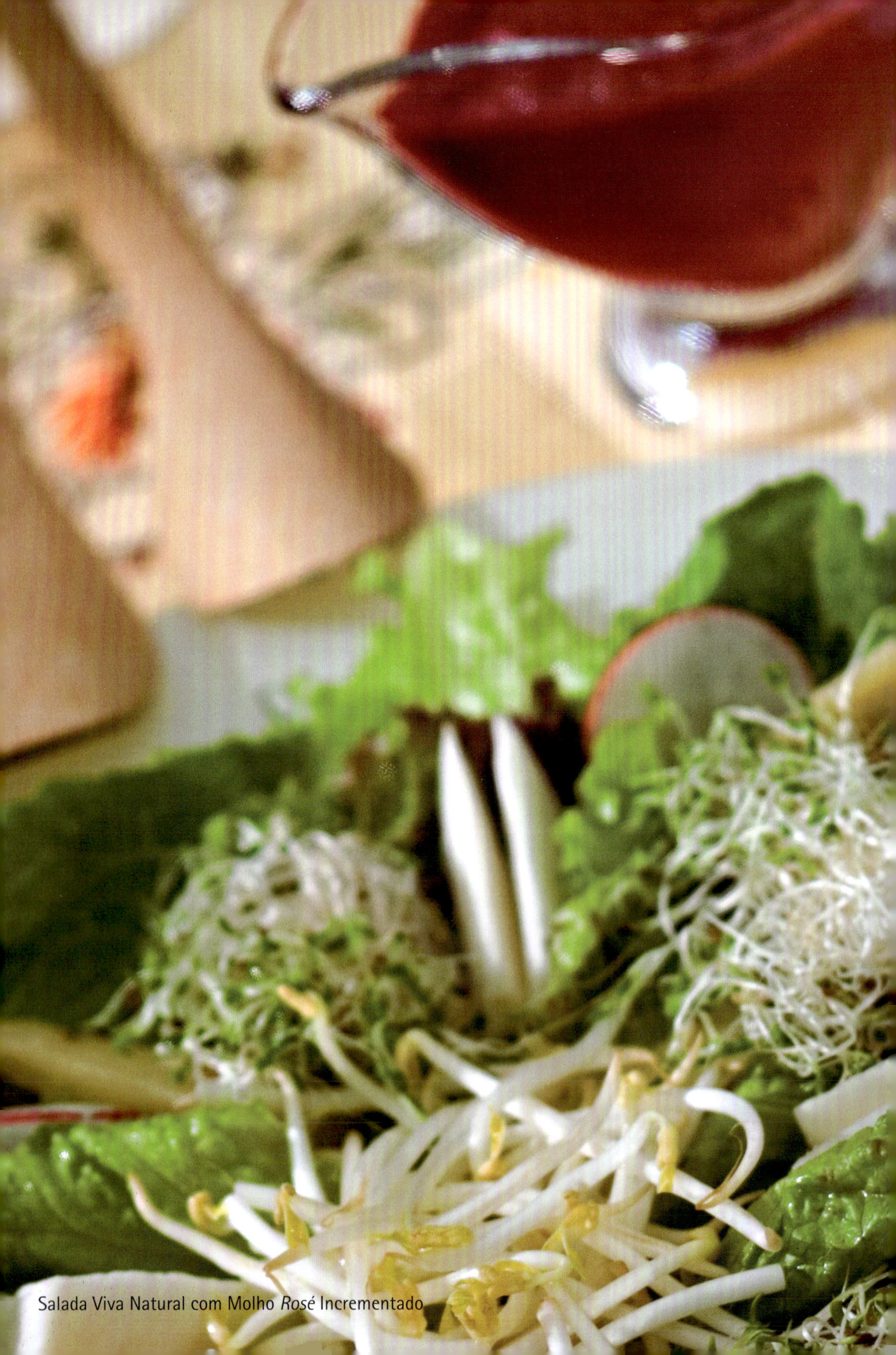

Salada Viva Natural com Molho *Rosé* Incrementado

MOLHOS

O azeite é, quase sempre, o ingrediente básico dos molhos para saladas, junto com o suco de limão.

Na Grécia antiga, saladas como a de berinjela, em que o azeite era primordial, fizeram parte da filosofia das donas de casa, responsáveis pela dieta das famílias.

Séculos mais tarde, a igreja ortodoxa estimulou as donas de casa gregas a incluir frutas da terra, durante a quaresma.

Tomate e azeite prensado a frio transformavam simples refeições em iguarias.

As receitas originais sofreram alterações desde a Antiguidade até nossos dias, mas o azeite mantém a soberania, à mesa, nos molhos e nas cozinhas.

MOLHO AROMATIZADO DE ERVAS

INGREDIENTES

1 colher (sopa) de hortelã picada
2 dentes de alho amassados
1 1/2 xícara (chá) de água
1 colher (chá) de água-de-rosas
Orégano fresco a gosto
Sal marinho a gosto
1/2 xícara (chá) de suco de limão

MÉTODO

Numa vasilha pequena, misture a água com a água-de-rosas. Junte os demais ingredientes, mexa e use para temperar saladas.

MAIONESE DE ABACATE

INGREDIENTES

1/2 abacate médio
1/2 xícara (chá) de azeite
1 pitada de sal marinho
1 colher (sopa) de salsinha picada

MÉTODO

Bata os ingredientes no liquidificador. Acrescente água aos poucos, batendo até chegar à consistência de maionese.

MOLHO DE IOGURTE

INGREDIENTES

1 pote (200 g) de iogurte
1 ramo de salsinha
1 colher (chá) de azeite extravirgem
Suco de 1/2 limão
Folhas de hortelã a gosto
1 pitada de sal marinho

MÉTODO

Bata todos os ingredientes no liquidificador. Está pronto para ser utilizado. Também pode ser guardado por alguns dias em um pote com tampa, na geladeira.

MOLHO DE IOGURTE COM CENOURA

INGREDIENTES

500 g de cenouras
1 1/4 xícara (chá) (300 g) de iogurte
2 dentes de alho amassados
Sal marinho a gosto
3 a 4 colheres (sopa) de azeite extravirgem
1 colher (sopa) de suco de limão
1/2 xícara (chá) de nozes picadas

MÉTODO

Rale as cenouras e reserve. No liquidificador, bata o iogurte com os demais ingredientes. Despeje em uma vasilha, adicione a cenoura ralada e misture bem. Use este molho para massas e risotos.

MOLHO DE QUEIJO DE CABRA

INGREDIENTES

25 g de queijo de cabra ou *roquefort* esfarelado
3 colheres (sopa) de iogurte natural
2 colheres (chá) de suco de limão
1 colher (sopa) de azeite extravirgem
1 colher (chá) de cebolinha verde picada
Sal marinho a gosto
Pimenta-do-reino a gosto (opcional)

MÉTODO

Misture o queijo, o iogurte e o suco de limão em uma vasilha pequena. Acrescente aos poucos o azeite, mexendo constantemente. Junte o sal, a cebolinha e, se desejar, a pimenta.

MOLHO DE AÇAFRÃO

INGREDIENTES

3 colheres (sopa) de suco de limão
1 colher (sopa) de mostarda
1/2 colher (chá) de açúcar mascavo
1 pitada de açafrão
3 colheres (sopa) de azeite extravirgem

MÉTODO

Numa vasilha, misture bem o suco de limão, a mostarda, o açúcar e o açafrão até obter uma pasta consistente. Aos poucos, acrescente o azeite, batendo suavemente para emulsionar.

MOLHO PESTO COM ALGAS

Algas são fonte de vitaminas B2, niacina, caroteno, ácidos graxos e minerais como cálcio, fósforo, ferro, potássio, iodo, sódio e cloro. Regularizam o metabolismo e revitalizam a pele e o cabelo.

INGREDIENTES

1 folha de alga picada bem fina
1 dente de alho
1 maço de manjericão
1/4 de xícara (chá) de pinoli
1/4 de xícara (chá) de azeite extravirgem

MÉTODO

Bata os ingredientes no liquidificador (modo pulsar), colocando o azeite aos poucos.

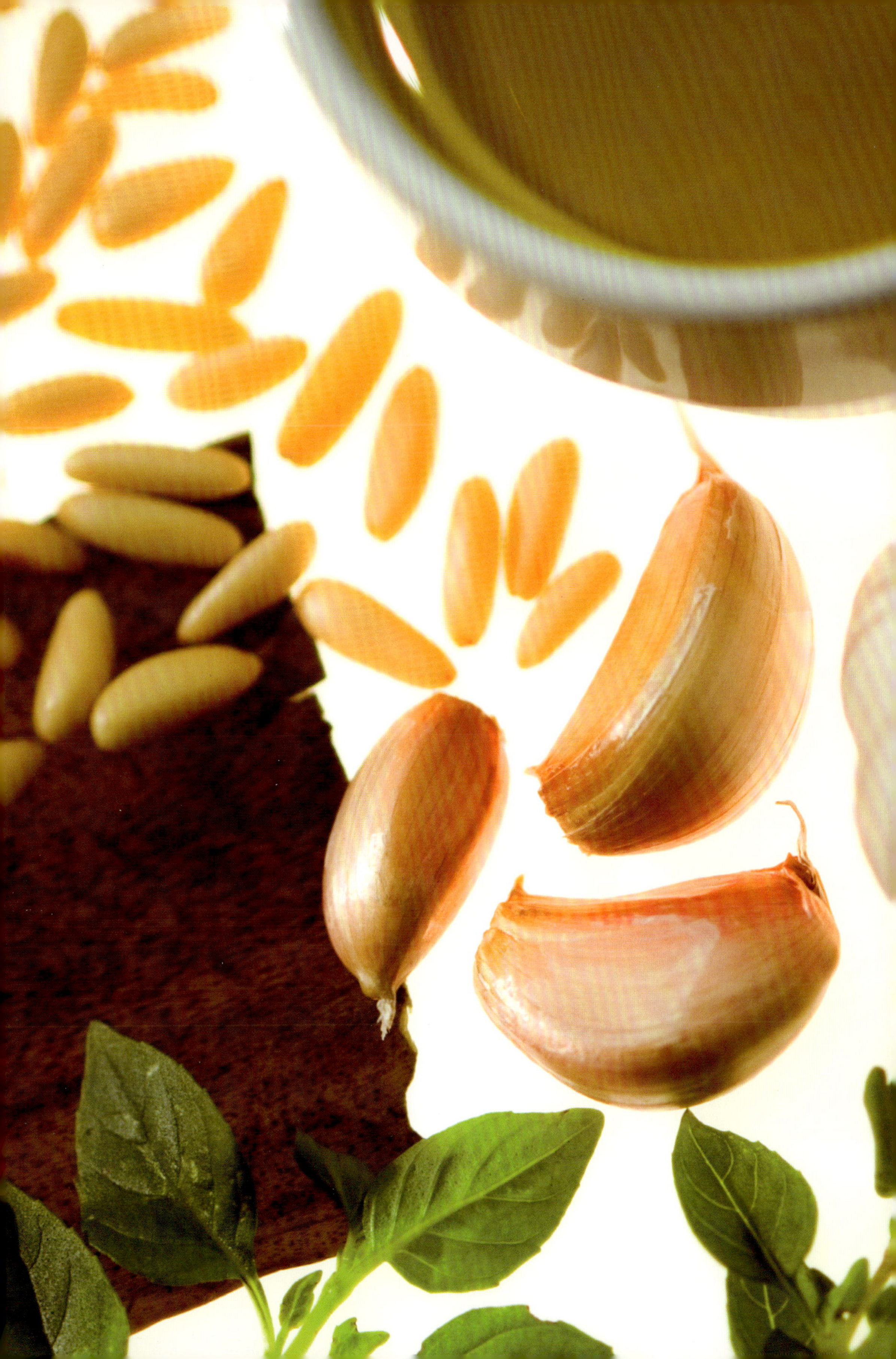

MOLHO PESTO COM PINOLI

Este molho pode ser congelado numa forma de gelo para ser utilizado em outra ocasião.

INGREDIENTES

2 xícaras (chá) de folhas de manjericão
1 dente grande de alho
1/4 de xícara (chá) de pinoli
1 xícara (chá) de queijo *pecorino* ralado
3/4 de xícara (chá) de azeite extravirgem
Sal marinho a gosto

MÉTODO

Num pilão de pedra, macere o manjericão, o alho e o pinoli. Sempre amassando e misturando, adicione o sal, o azeite, o queijo e verifique a textura desejada.

MAIONESE DE TAHINE

INGREDIENTES

1/3 de xícara (chá) de suco de limão
2 colheres (sopa) de *tahine* (pasta de gergelim)
1/2 colher (chá) de mel
2 colheres (chá) de sal marinho
1/3 de xícara (chá) de azeite ou óleo de girassol

MÉTODO

No liquidificador, bata o suco de limão, o *tahine*, o mel e o sal, em velocidade média. Enquanto isso, adicione o azeite ou óleo lentamente, batendo até a mistura ficar homogênea.

MOLHO DE CANELA

INGREDIENTES

1/2 colher (chá) de mel
1/4 de colher (chá) de canela em pó
Suco de 2 limões
1 colher (chá) de azeite extravirgem
1/2 colher (chá) rasa de sal marinho

MÉTODO

Numa tigela, misture bem o mel, o suco de limão, a canela, o azeite e o sal, mexendo vigorosamente para emulsionar.

MOLHO DE ERVAS

INGREDIENTES

1 colher (sopa) bem cheia de pasta de raiz-forte
2 colheres (chá) de mel
1/4 de xícara (chá) de ervas frescas (orégano, hortelã, tomilho, endro, segurelha)
1 colher (sopa) de cominho
1/4 de xícara (chá) de suco de limão
1/2 xícara (chá) de azeite extravirgem
Sal marinho a gosto

MÉTODO

Numa tigela grande, misture bem a raiz-forte, o mel, as ervas e o cominho. Adicione o suco de limão, o azeite e o sal, mexendo sempre, para emulsionar.

MOLHO DE ALCAPARRAS

INGREDIENTES

2 colheres (sopa) de alcaparras lavadas e escorridas
1 colher (sopa) de mostarda
2 colheres (sopa) de suco de limão
2 colheres (sopa) de azeite extravirgem
Sal marinho a gosto (opcional)
3 colheres (sopa) de água

MÉTODO

Numa vasilha, misture todos os ingredientes e sirva.

MOLHO BECHAMEL COM SEMOLINA

INGREDIENTES

1/4 de xícara (chá) de manteiga *ghee*
1 L de leite aquecido
250 g de semolina
1/4 de xícara (chá) de queijo ralado
3 gemas
Sal marinho a gosto
Noz-moscada ralada a gosto

MÉTODO

Numa panela, em fogo brando, derreta a manteiga. Polvilhe com a semolina e mexa sem parar. Quando começar a aparecer uma espuma na superfície, adicione o leite aos poucos. Se o molho encaroçar, tire do fogo e bata vigorosamente para desmanchar os grumos. Vá juntando os demais ingredientes e continue a mexer por cerca de 8 minutos, até engrossar e cozinhar.

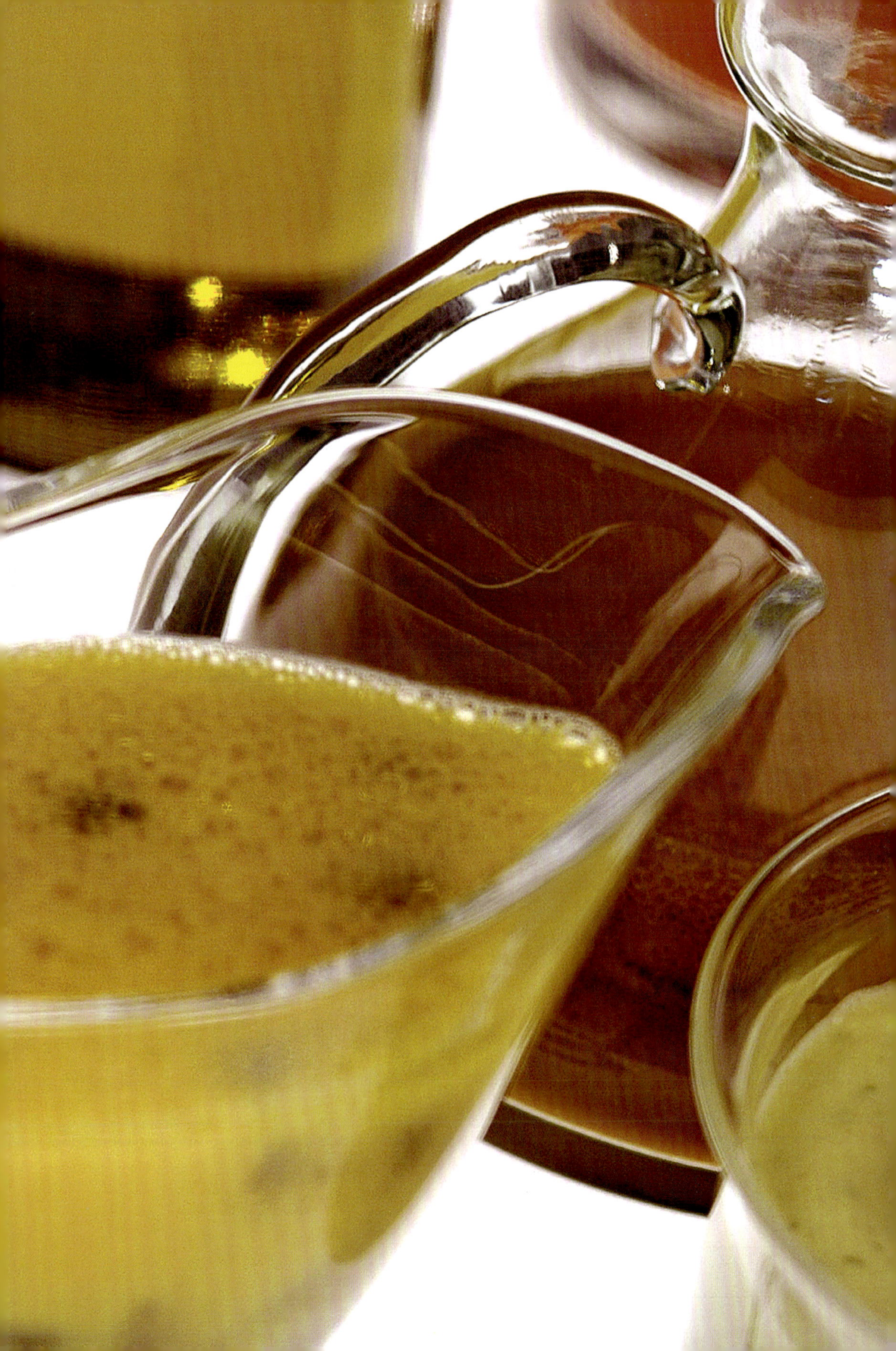

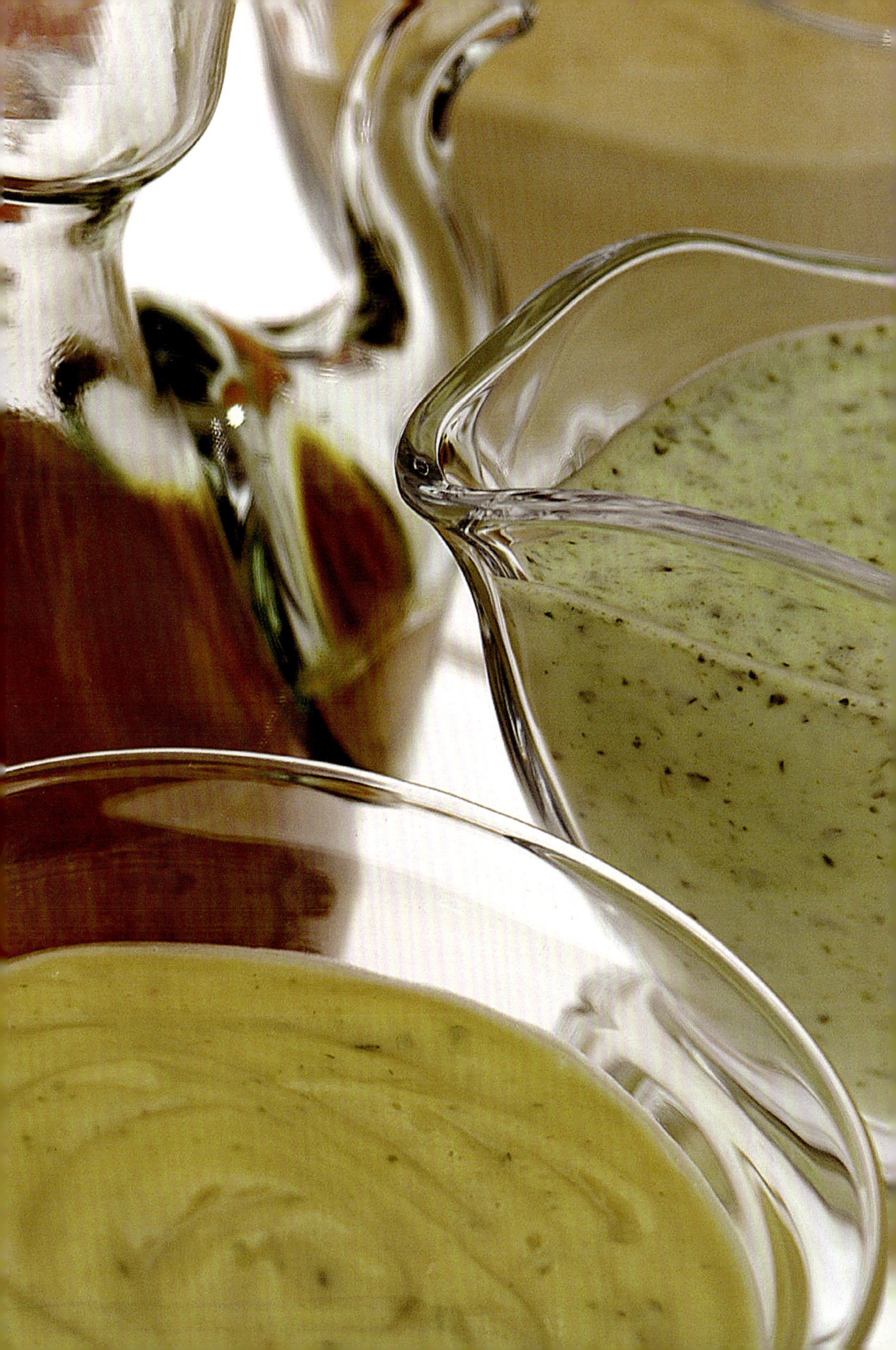

MOLHO DE MOSTARDA E MEL

INGREDIENTES

4 colheres (sopa) de mostarda
1 colher (chá) de mel
Limão a gosto
2 colheres (sopa) de azeite
Sal marinho a gosto

MÉTODO

Bata todos os ingredientes no liquidificador. Se desejar um molho menos consistente, adicione uma pequena quantidade de água.

MOLHO DE MOSTARDA E MANJERICÃO

INGREDIENTES

1 xícara (chá) de suco de limão
1/3 de xícara (chá) de azeite
2 colheres (sopa) de mostarda (de preferência granulada)
1 colher (chá) de orégano
1 punhado de manjericão
1 dente de alho bem picado (opcional)
Molho *shoyu* a gosto

MÉTODO

Numa tigela, misture todos os ingredientes e utilize.

MOLHO MARINADA

Este molho pode ser usado em dias de festa. Devido ao teor de acidez do vinagre balsâmico, não se deve consumi-lo todo dia.

INGREDIENTES

1 xícara (chá) de azeite extravirgem
2 xícaras (chá) de suco de limão
1 colher (sopa) de vinagre balsâmico
2 dentes de alho amassados
Sal marinho a gosto
Orégano fresco

MÉTODO

Num recipiente, misture bem todos os ingredientes. Variação: pode-se adicionar salsinha fresca na hora de servir.

MOLHO DE MANGA

INGREDIENTES

1 manga Haden média
1 cebola média ralada
6 colheres (sopa) de suco de limão
1/2 xícara (chá) de azeite extravirgem
Sal marinho a gosto (opcional)

MÉTODO

Descasque e pique a manga. Coloque no liquidificador e bata por cerca de 2 minutos. Passe numa peneira ou coador e misture com a cebola, o suco de limão e o azeite. Se desejar, adicione sal a gosto.

MOLHO *ROSÉ* INCREMENTADO

Este molho é uma alternativa que pode substituir a maionese *rosé*.

INGREDIENTES

2 beterrabas
Suco de 1 limão
2 colheres (sopa) de azeite extravirgem
1 colher (sopa) de hortelã picada
Sal marinho a gosto
Orégano a gosto

MÉTODO

Numa panela com 1 centímetro de água, cozinhe as beterrabas com a casca por 10 minutos, com uma pitada de orégano. A seguir, descasque e pique. Coloque a beterraba picada no liquidificador, com o suco de limão, o azeite e a hortelã. Bata durante 1 minuto, adicione o sal e torne a bater, até ficar uniforme.

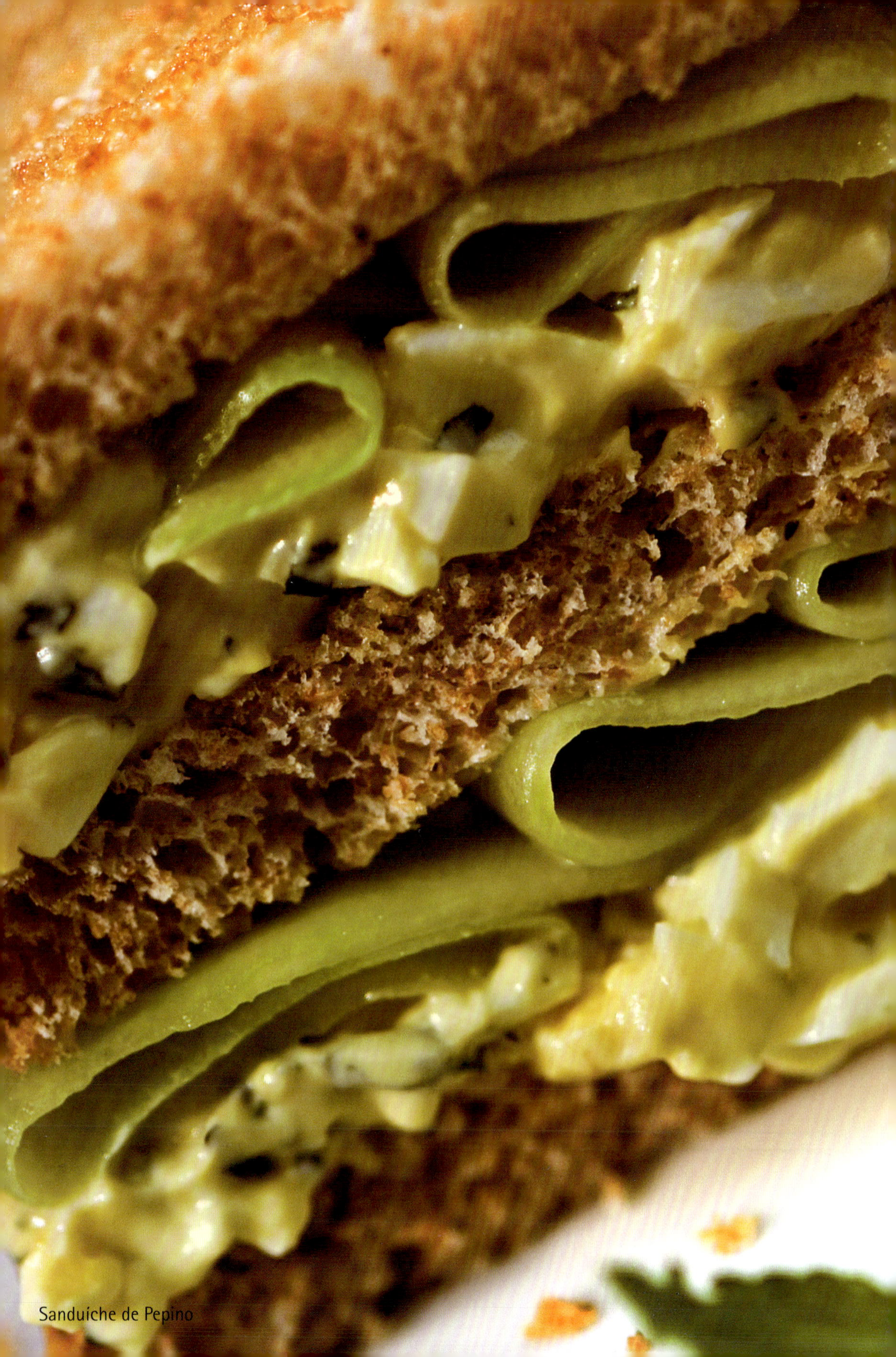

Sanduíche de Pepino

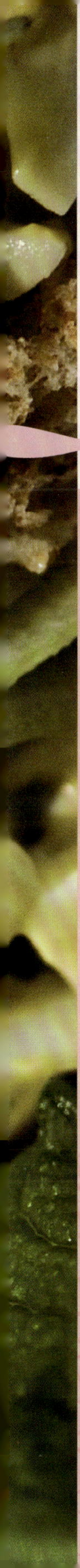

LANCHES

Para se ter uma boa digestão, é mais saudável fazer lanches entre as refeições do que terminá-las com uma sobremesa, pois isso causa fermentação no organismo.

Saúde é resultado direto de um *modus vivendi* positivo e construtivo, de hábitos saudáveis.

MANHÃ E TARDE: O QUE COMER

- Leite de cabra fervido, com bananas.
- Tubérculos (um tipo por vez), com temperos gordurosos ou não.
- Flocos de cereais, dois ou três tipos cozidos (por exemplo, aveia e cevada) em água e temperados a gosto.
- Frutas ácidas, como tomate, abacaxi, tangerina, com folhas verdes e azeite. Ou abacaxi, *grapefruit* (toranja), folhas verdes e azeite.
- Frutas doces, semi-ácidas e frutas secas, como banana e uva-passa.
- Somente frutas secas.
- Coco fresco (tomar a água).
- Um punhado de oleaginosas de manhã ou à tarde, como amêndoas, avelãs, pistache.
- Alimentos oleaginosos são protéicos, por isso, pode-se aguardar 2 horas depois de ingeri-los e comer algum amido depois. Isso serve para depurar o organismo.

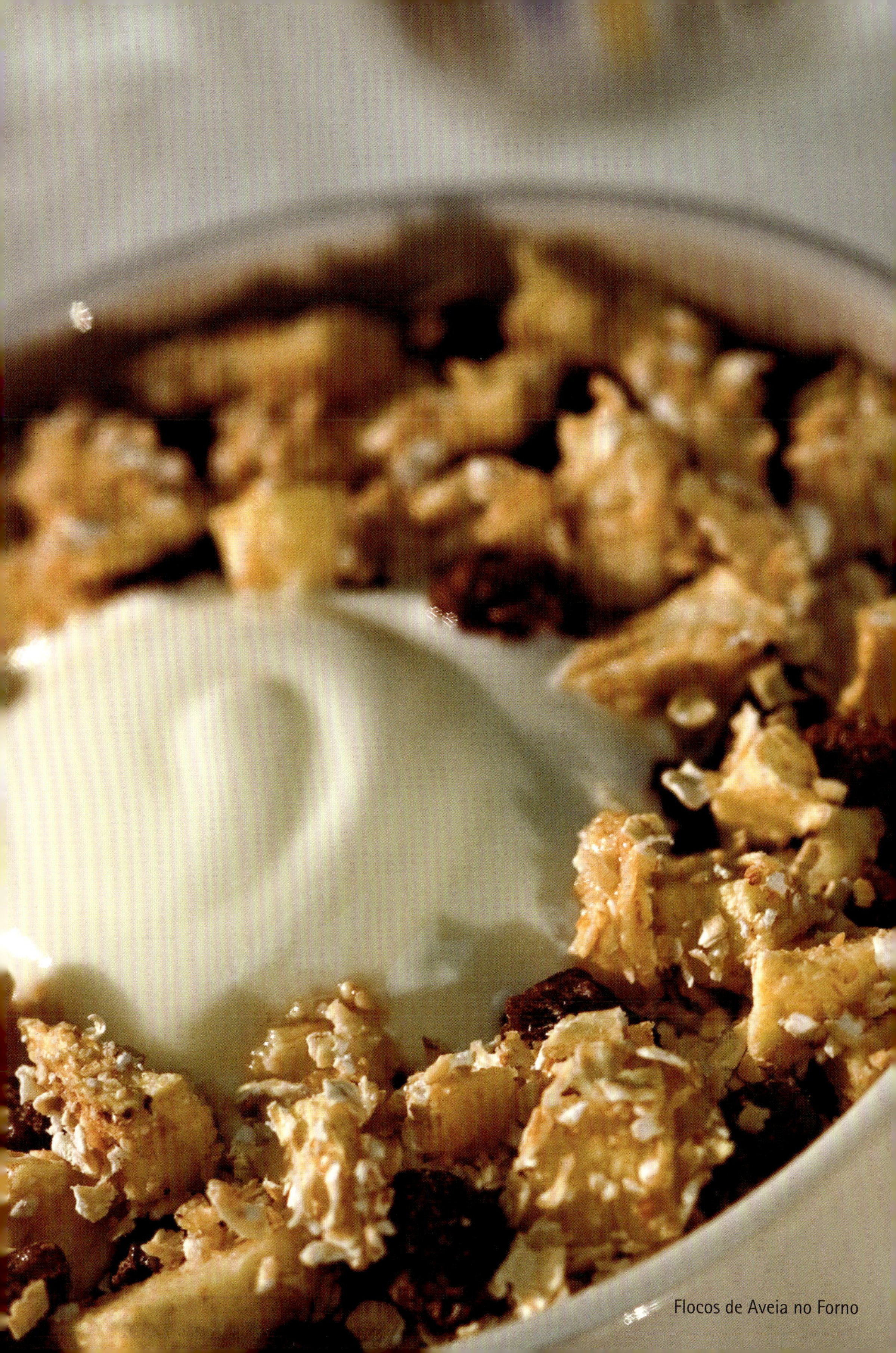

Flocos de Aveia no Forno

CROSTONI GRATINADO

Receita originária da Itália.

INGREDIENTES

200 g de *funghi porcini* (cogumelos secos italianos)
1 pão italiano em 18 fatias
Azeite extravirgem a gosto
1 ovo
1/2 xícara (chá) de leite de cabra
Sal marinho a gosto
Salsinha picada a gosto
2 dentes de alho picados
Sálvia picada a gosto
400 g de queijo *gouda* ralado em tiras

MÉTODO

Deixe o *funghi* de molho numa vasilha com água quente por 1 hora. Escorra e lave bem. Pique e reserve. Numa assadeira, regue as fatias de pão com o azeite e leve ao forno alguns instantes para dourar levemente. Retire e reserve. Numa tigela, bata o ovo com o leite, o sal e a salsinha. Reserve. Numa panela, refogue o alho no azeite, adicione o *funghi* e a sálvia. Espere cozinhar e junte a mistura de ovo, obtendo uma massa. Espalhe essa massa sobre as fatias de pão reservadas e salpique com as tiras de queijo. Na hora de servir, leve ao forno para gratinar.

FLOCOS DE AVEIA NO FORNO

INGREDIENTES

4 xícaras (chá) de flocos de aveia
Casca de limão ou laranja
1 maçã picada
1 xícara (chá) de uvas-passas
1/4 de colher (chá) de sementes de erva-doce

MÉTODO

Numa panela, aqueça os flocos de aveia com um pedaço de casca de limão ou laranja. Tire do fogo e descarte a casca. Numa vasilha, misture a aveia aos demais ingredientes. Coloque numa assadeira untada e asse em forno médio (180°C) durante 20 minutos.

SANDUÍCHE VEGETARIANO DA PROVENCE

INGREDIENTES

1 baguete cortada em dois na horizontal
2 dentes de alho
1 pimentão vermelho assado sem casca e sem sementes
1/2 xícara (chá) de vagens cozidas picadas
1/2 tomate orgânico picado
Azeitonas verdes sem caroço a gosto
1 colher (chá) de suco de limão
1 colher (sopa) de azeite
1 pitada de sal marinho
1/4 de colher (chá) de pimenta vermelha (opcional)
Filme plástico para embrulhar
Barbante para amarrar

MÉTODO

Descasque os dentes de alho e amasse, fazendo uma pasta. Espalhe nas duas metades abertas da baguete. Num pilão, amasse as vagens, o tomate, as azeitonas e o pimentão. Junte o limão, o azeite, o sal e, se quiser, a pimenta, até formar uma pasta. Espalhe sobre uma das metades do pão e cubra com a outra metade. Embrulhe-o em filme plástico e amarre-o bem apertado com barbante. Com as palmas das mãos, pressione o sanduíche contra uma superfície lisa e, a seguir, segure e aperte com as mãos. O resultado é como um rolinho. Coloque um peso sobre ele por 1 hora. Desembrulhe e corte em fatias grossas (3 centímetros) para servir.

SANDUÍCHE DE PEPINO

INGREDIENTES

2 ovos cozidos bem picados
4 colheres (sopa) de hortelã picada
Sal marinho a gosto
2 colheres (sopa) de maionese *light*
1/2 pepino cortado em fatias finas no sentido do comprimento
1/2 pão integral fatiado

MÉTODO

Numa vasilha, misture os ovos, a hortelã, o sal e a maionese até obter uma pasta homogênea. Espalhe essa pasta nas fatias de pão. Divida o pepino sobre a metade das fatias de pão e feche o sanduíche com a metade restante. Corte cada sanduíche em 4 e sirva.

FRAPÊ

INGREDIENTES

1 pêssego ou 1 ameixa seca ou 1 fatia de abacaxi
1 taça de gelatina dietética ou *light*
1/2 xícara (chá) de leite de cabra ou de iogurte desnatado
1 cubo de gelo

MÉTODO

Bata todos os ingredientes no liquidificador. Sirva como lanche da tarde, para saciar a fome.

MAÇÃ ASSADA COM MOLHO DE LARANJA E GENGIBRE

INGREDIENTES

4 maçãs verdes com casca
Suco de 4 laranjas
Cravo e canela em pó a gosto
1/2 gengibre médio ralado
Folhas de hortelã para decorar

MÉTODO

Retire o miolo das maçãs inteiras com cuidado. Coloque-as num refratário. Polvilhe as maçãs com o cravo e a canela. Regue-as com o suco de laranja, cubra com o gengibre. Leve ao forno médio preaquecido (180°C) por 20 minutos. Enfeite com folhas de hortelã e sirva.

TOSTA DE FRUTAS

INGREDIENTES

2 xícaras (chá) de frutas secas picadas (damasco, figo, uva-passa, banana)
2 1/2 xícaras (chá) de suco natural de abacaxi ou laranja
2 colheres (chá) de amido de milho (maisena)
1/4 de xícara (chá) de água fria
6 fatias torradas de pão de forma integral
Manteiga *ghee* (opcional)

MÉTODO

Numa panela, deixe as frutas secas de molho no suco até amolecerem. Leve a panela ao fogo baixo. Misture com um garfo a maisena e a água fria. Despeje essa mistura lentamente nas frutas, mexendo constantemente. Cozinhe até ficar um molho espesso. Espalhe sobre as fatias de pão torradas. Antes, se quiser, passe manteiga *ghee* nas torradas.

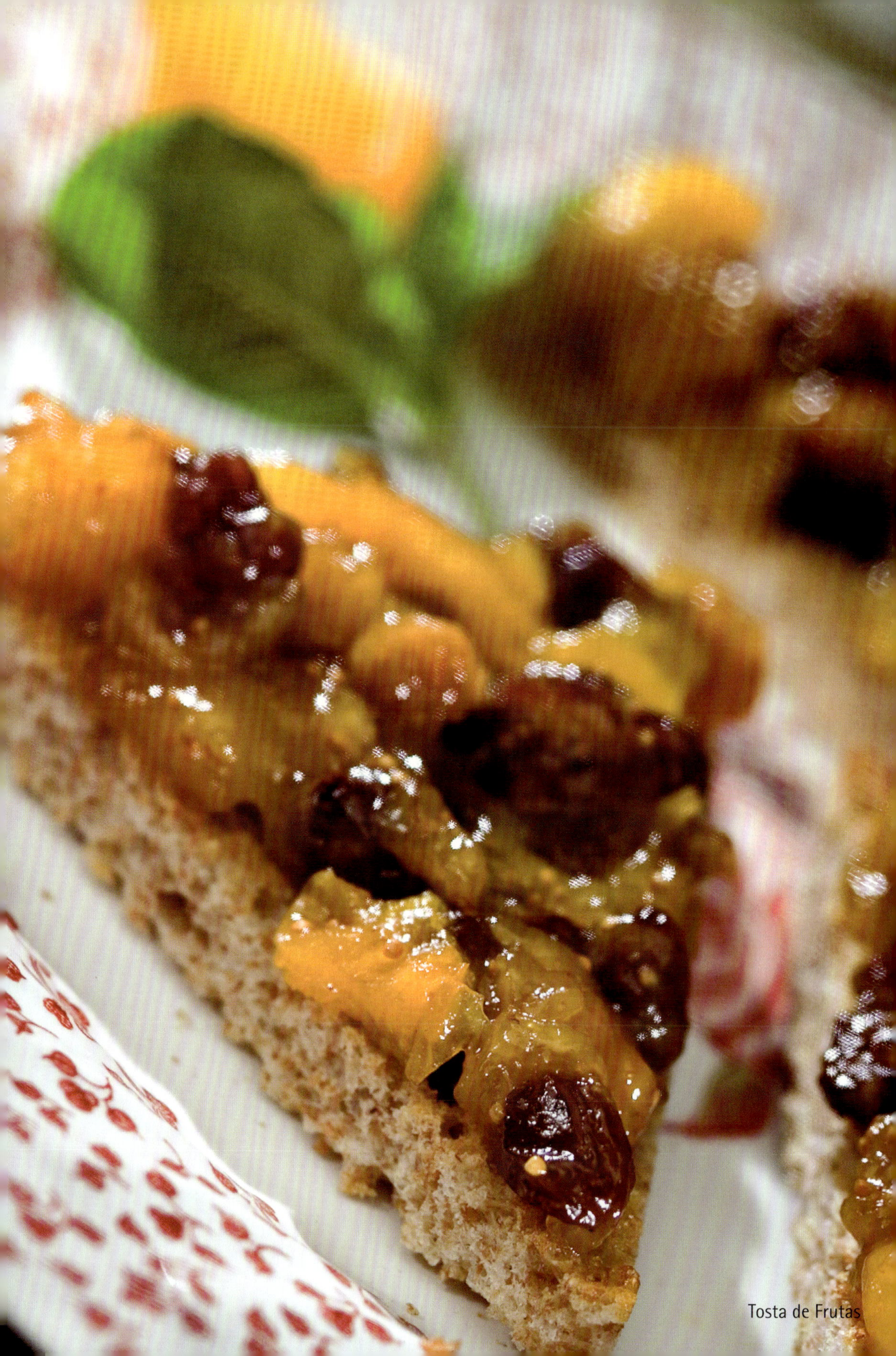

Tosta de Frutas

BOLO DE ABOBRINHA

INGREDIENTES

3 xícaras (chá) de farinha de amêndoas
2 xícaras (chá) de açúcar mascavo
1 1/2 colher (sopa) de canela em pó
1/4 colher (chá) de fermento em pó
1 colher (chá) de bicarbonato de sódio
1 pitada de sal
1 xícara (chá) de nozes picadas
1 xícara (chá) de passas sem caroço
2 xícaras (chá) de abobrinhas raladas grossas
1 xícara (chá) de óleo de girassol
3 ovos, clara e gema separadas

MÉTODO

Bata as claras em neve. Reserve. Numa vasilha, misture os ingredientes secos, acrescente as claras batidas em neve e, a seguir, as gemas, mexendo com cuidado. Por último, junte a abobrinha, mexendo até incorporar tudo à massa. Coloque em uma forma redonda de buraco no meio untada. Asse por 40 minutos em forno médio preaquecido (180°C).

PANQUECA NA CHAPA

INGREDIENTES

225 g de farinha de soja
1 colher (chá) de cremor tártaro
1/2 colher (chá) de bicarbonato de sódio
25 g de açúcar
2 ovos
300 ml de leite de cabra
50 g de manteiga derretida ou manteiga *ghee*

MÉTODO

Peneire a farinha, o cremor e o bicarbonato numa tigela. Misture o açúcar. Abra um buraco no meio, junte os ovos e incorpore aos poucos o leite e a manteiga até obter uma massa espessa e lisa. Às colheradas, frite um lado e depois o outro até dourar.

CEREAIS DE SOJA MATINAL

INGREDIENTES

2 xícaras (chá) de proteína de soja texturizada moída
1 xícara (chá) de aveia em flocos
1 xícara (chá) de uvas-passas sem caroço
1 xícara (chá) de castanhas-do-pará, nozes, avelãs ou amêndoas cortadas
1 colher (chá) de canela em pó

MÉTODO

Coloque a soja em uma frigideira e aqueça mexendo até que comece a soltar cheiro de que está torrado. Tire do fogo e junte a aveia, as passas e as oleaginosas. Misture bem e, por fim, acrescente a canela em pó.

OBSERVAÇÃO

Pode ser consumido ao natural durante o dia como um lanche, ou pode ser servido ao leite; nesse caso, acrescente mel, açúcar mascavo ou adoçante estévia.

CEREAL COM *MARSHMALLOW*

Para festa infantil.

INGREDIENTES

12 xícaras (chá) de cereal de arroz
6 colheres (sopa) de manteiga *ghee*
8 xícaras (chá) de *marshmallow* comprado pronto

MÉTODO

Numa panela, derreta o *marshmallow* com a manteiga e junte o cereal de arroz. Misture bem. Coloque essa massa numa assadeira quadrada ou retangular. Pressione com as mãos untadas até a massa preencher todos os espaços e ficar achatada e lisa. Desenforme. Corte em quadrados com faca de serra. Embrulhe cada quadrado com papel celofane e empilhe como uma pirâmide, amarrando com um laço de fita no topo.

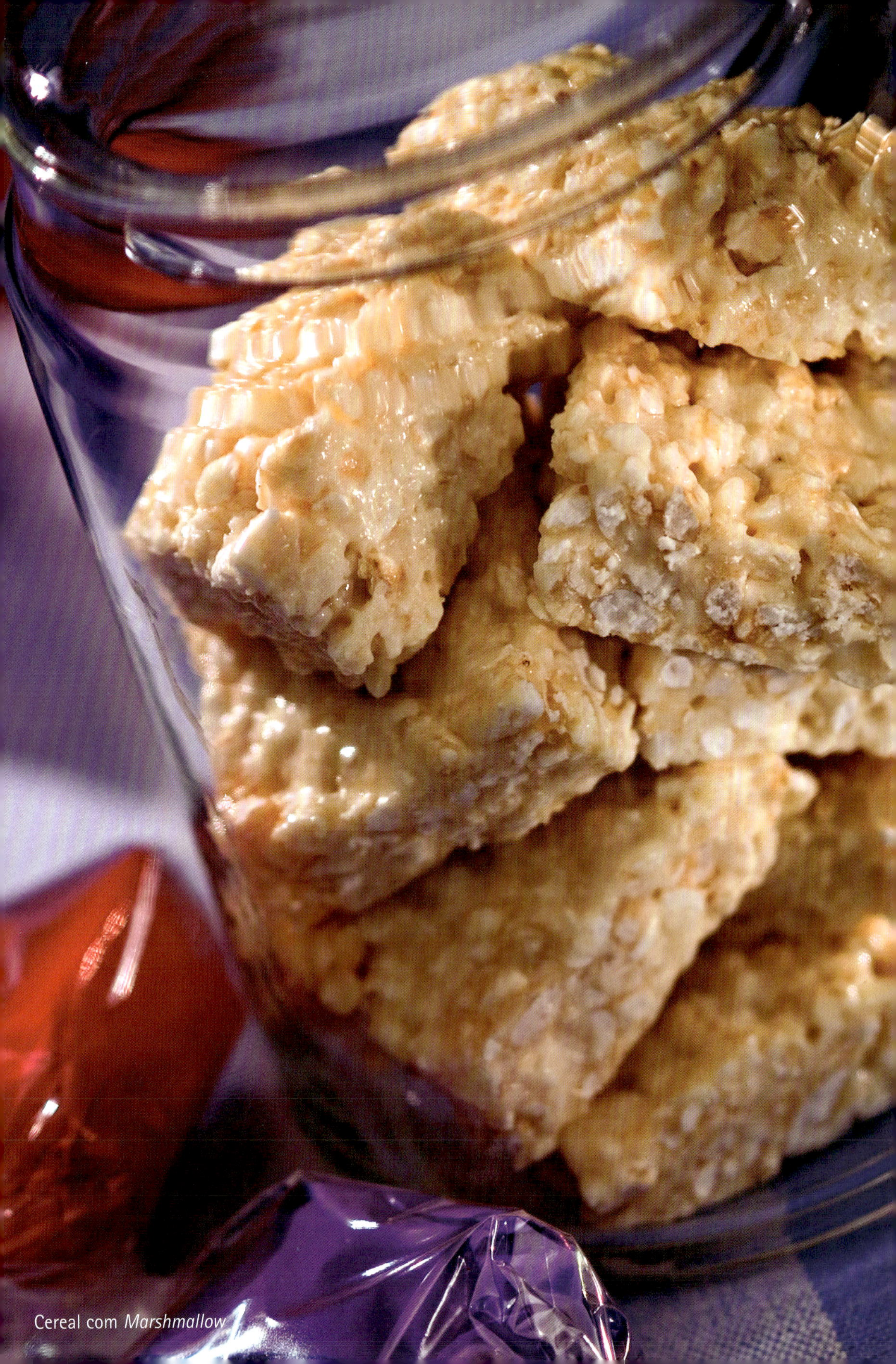

Cereal com *Marshmallow*

CHARLOTES DE PERAS E MORANGOS

Lanche para o dia de Natal.

INGREDIENTES

10 peras
2 xícaras (chá) de melado
2 xícaras de morango ou outra fruta vermelha
2 xícaras (chá) de manteiga *ghee*
2 colheres (sopa) de mel de rosas
2 colheres (chá) de canela em pó
20 fatias de pão integral sem casca

MÉTODO

Descasque as peras e corte-as em tiras grossas. Reserve. Coloque numa panela o melado e o morango (ou outra fruta vermelha). Cozinhe essa calda por 5 minutos, em fogo médio, mexendo algumas vezes. Reserve. Em outra panela, derreta a manteiga com o mel de rosas por 15 minutos. Deixe esfriar e unte as fatias de pão com essa manteiga. Corte cada fatia em 3, no sentido do comprimento. Forre formas individuais com as tiras de pão, apertando bem. Coloque as peras no meio das formas forradas com o pão e pressione, para preencher todo o espaço. Asse em forno médio preaquecido (180°C). Desenforme cada charlote num prato de sobremesa. Sirva com a calda de melado e morango (ou outra fruta vermelha).

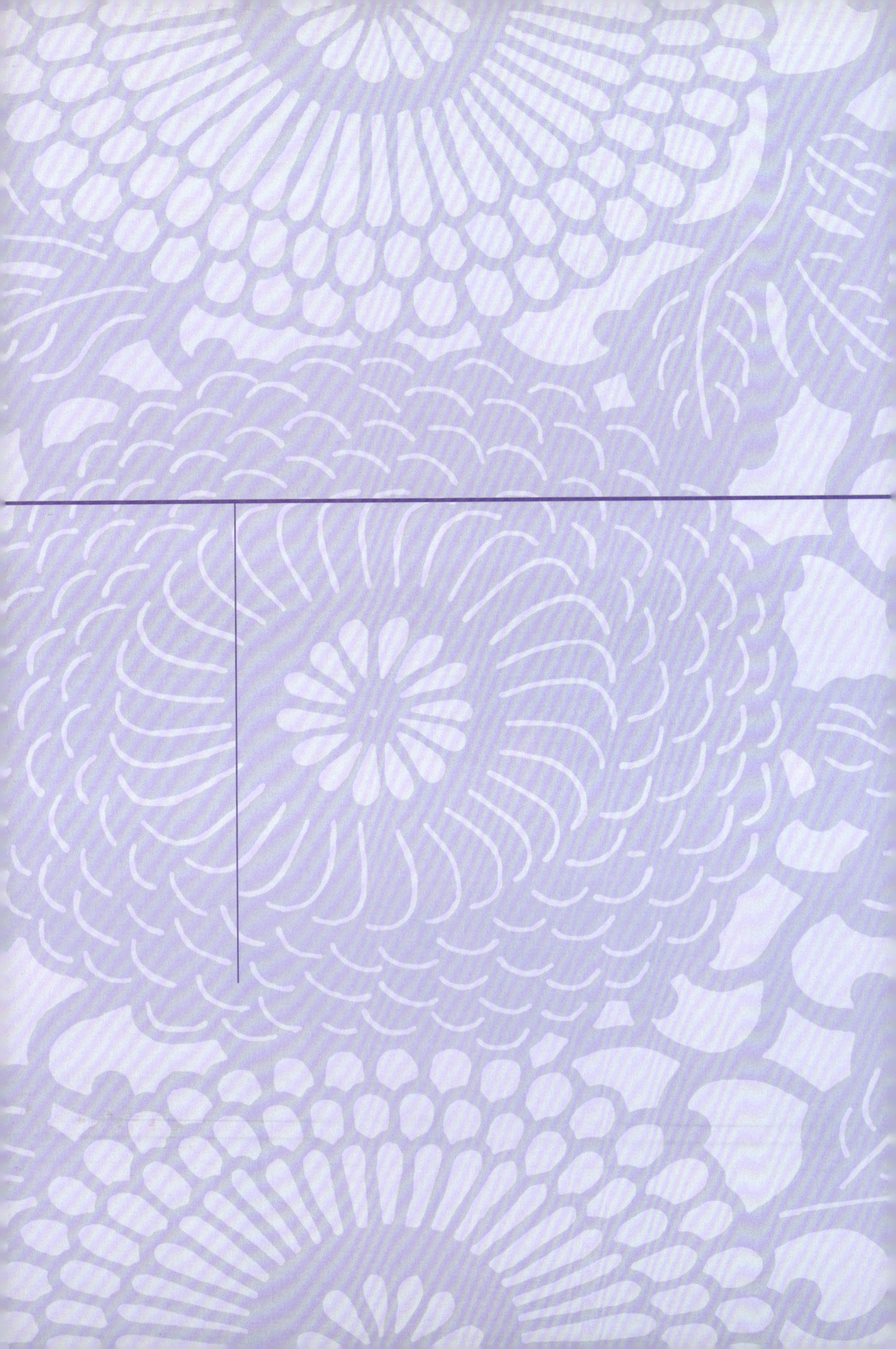

capítulo 5

RECOMENDAÇÕES PARA O BEM VIVER

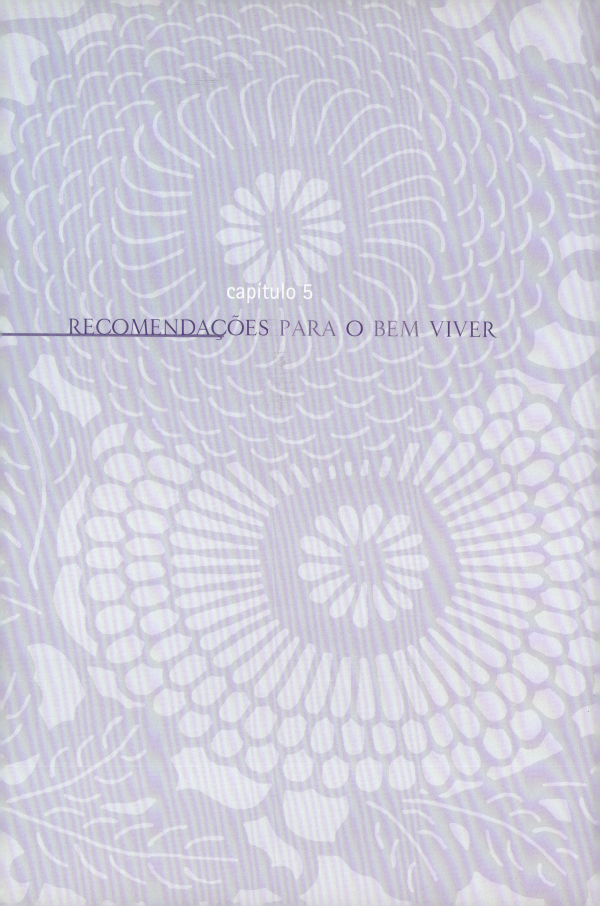

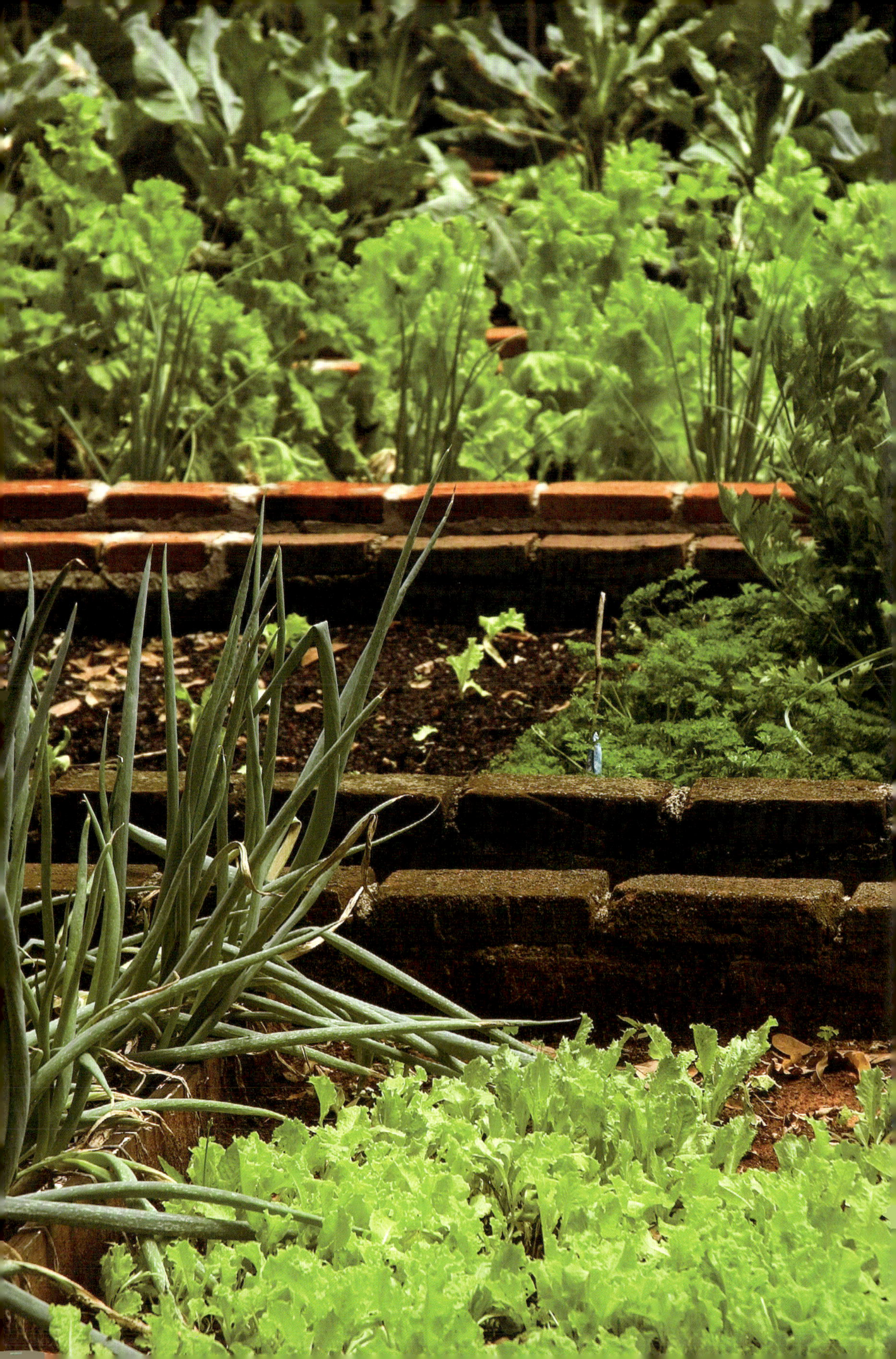

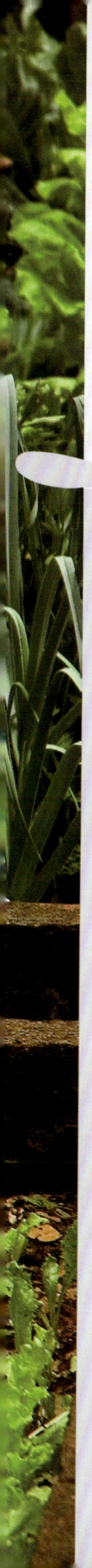

RECOMENDAÇÕES PARA O BEM VIVER

"Nosso mundo é maravilhoso. Podemos desfrutar dele, mas não nos pertence, é dos nossos filhos e das gerações vindouras."

(Igal Flint)

- Uma dieta natural nada mais é do que uma tentativa de corrigir distorções impostas pela industrialização.

- Ingerir diariamente alimentos frescos, integrais (sem refino excessivo), alimentos sem aditivos químicos é a proposta da dieta naturalista, de fácil incorporação aos hábitos alimentares cotidianos e baseada exclusivamente em preceitos científicos.

- Não coma quando estiver emocionado ou abalado, tenso ou após exercícios físicos muito intensos.

- Coma apenas quando estiver com fome e pare antes de sentir-se satisfeito.

- Não coma alimentos muito quentes ou muito frios. Isso pode danificar as enzimas necessárias para a digestão adequada. A temperatura ambiente é a ideal.

- Beba pouco ou nenhum líquido durante as refeições, para evitar diluir os sucos digestivos, o que dificulta a digestão.

- Evite alimentos processados, fritos, enlatados e refinados.

- Aprenda a combinar os alimentos adequadamente.

- Os princípios da combinação adequada de alimentos são científicos, fatos bioquímicos da vida.

- Saúde é riqueza! Se não tivermos nossa saúde, nada mais importa.

- A refeição, assim como outras atividades diárias, pode ser transformada num ato de meditação.

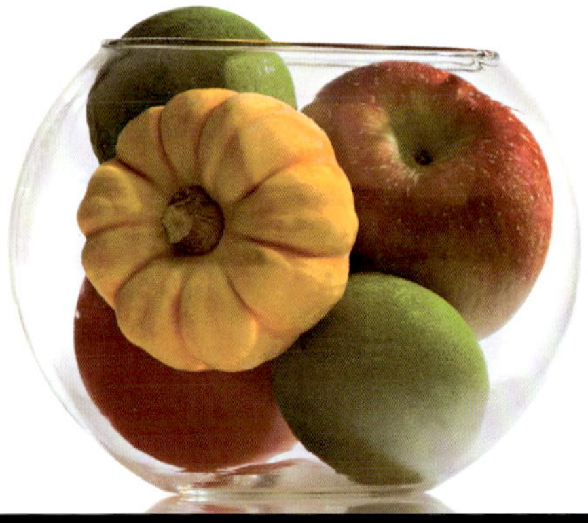

- Observe se seus atos são conscientes. Um exemplo é a respiração: tenha consciência dela. Sente-se imóvel prestando atenção na inspiração e na expiração, até chegar a um estado de tranqüilidade.

- Comece a comer muito lentamente, sentindo o som, o sabor, os movimentos no alongamento dos músculos do braço e da mão.

- Evite que esses movimentos sejam automáticos.

- Só prepare a garfada seguinte quando terminar de engolir o alimento que está na sua boca.

- Explore o visual, o cheiro do alimento. Registre o sabor, os sons, isso é a infinidade de sensações criadas em cada mastigação.

- Mastigue muitas vezes, até o alimento se tornar uma papa, mantendo a calma e a concentração. Isso transforma o ato de se alimentar na arte de nutrir-se com substância e energia, que beneficiam sua refeição.

- Tempere as saladas com moderação.

- Evite comer a pele do frango ou do peixe.

- Evite frituras. As carnes recomendadas devem ser prensadas ou grelhadas.

- Prefira frutas, verduras e legumes. Em geral, são pobres em gorduras e em calorias que fazem ganhar peso.

- Evite gema de ovo, manteiga, alimentos gordurosos em geral, glicose (bolos e doces em geral), farinha branca, arroz branco, açúcar e carne vermelha.

- Evite guardar frutas, verduras e legumes já cortados, porque eles se decompõem rapidamente.

COZIMENTO DOS ALIMENTOS EM UTENSÍLIOS ADEQUADOS

Os especialistas em medicina natural têm advertido a respeito do cozimento dos alimentos em utensílios de alumínio. O alumínio é um contaminador corriqueiro, encontrado até nos antiácidos estomacais. Em contato com o ácido oxálico presente em muitos alimentos, o alumínio reage, criando um veneno que se acumula no organismo.

Alimentos que contêm ácido oxálico em grande quantidade são: café, mate, tomate, rúcula, espinafre, chocolate, almeirão, cebola, refrigerantes de cola, beterraba crua e chá preto.

O perigo está no longo prazo, devido ao efeito cumulativo. Isso é especialmente importante no caso das crianças! Portanto, é sábio evitar o lento envenenamento por esse metal. Aconselha-se, também por medidas higiênicas, substituir as panelas de alumínio por utensílios de aço inox ou vidro – e evitar o uso do papel-alumínio e de embalagens do tipo "marmitex".

O QUE NÃO SE DIZ SOBRE A SUA SAÚDE

Quando há uma alimentação saudável é porque assumimos a responsabilidade sobre nossa saúde.

Buda já dizia: "Vencer a si mesmo é mais difícil do que vencer milhares de inimigos num campo de batalha".

Depende de nós mesmos assumirmos a responsabilidade de nossa alimentação, por conseguinte de nossos familiares; do preparo dos alimentos e de nosso conhecimento sobre saúde.

Todos nós precisamos dos 16 elementos químicos – carbono, hidrogênio, oxigênio, nitrogênio, fósforo, enxofre, ferro, cálcio, cloro, potássio, sódio, flúor, magnésio, silício, iodo e manganês – e mais alguns micronutrientes, para sentirmos o máximo de saúde e eficiência.

Praticar atividades físicas como caminhar todos os dias, tomando o sol da manhã, é muito importante. Cria a pró-vitamina D, que vai fixar melhor o cálcio no organismo.

Nosso corpo é feito do "pó da terra": se ele não tem os elementos químicos favoráveis na proporção correta, não pode expressar saúde e eficiência, somente doença.

A natureza nos deu centenas de alimentos curadores. Se aplicarmos as leis da saúde, isso nos leva a uma vida plena, jovial, lúcida, com charme, até mesmo se começarmos na terceira idade.

Quando o corpo recebe alimentos corretos, os órgãos recebem uma força nova, um mundo novo se abre para uma mente criativa.

A HIGIENE NA COZINHA E NO LAR

Onde há gordura, vive um bichinho, invisível a olho nu, que se alimenta dela. A proteína e a gordura são as principais fontes de alimentação do ácaro, um aracnídeo da família do carrapato.

Ácaros adoram a cozinha e nela podem criar colônias, espalhando enfermidades como dermatites, diarréia ou rinites alérgicas. Desde 1992, foram iniciadas pesquisas na Fundação Oswaldo Cruz, na tentativa de encontrar vacinas eficazes para combater alergias provocadas por ácaros. Como esses bichos vivem onde há pessoas e se alimentam inclusive da pele humana – que descama diariamente –, é impossível eliminá-los por completo. A única coisa a fazer, portanto, é evitar a formação de colônias de ácaros.

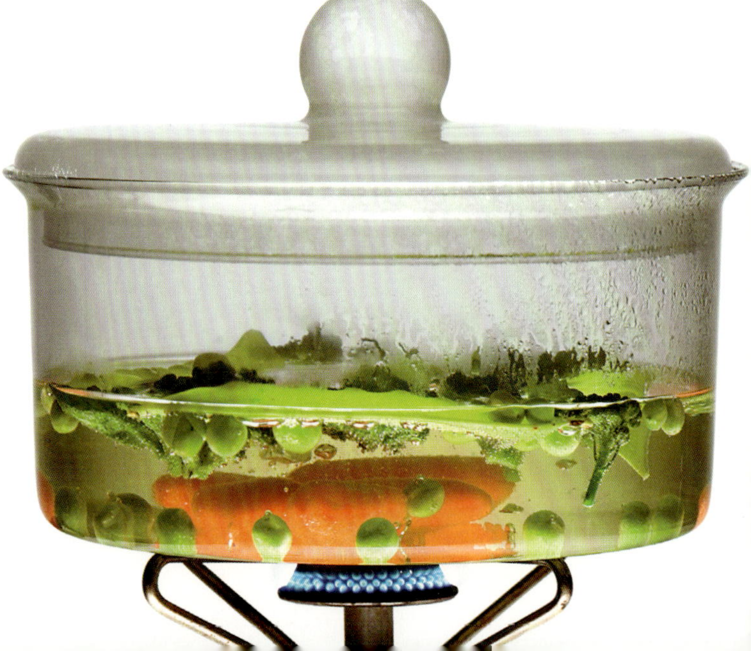

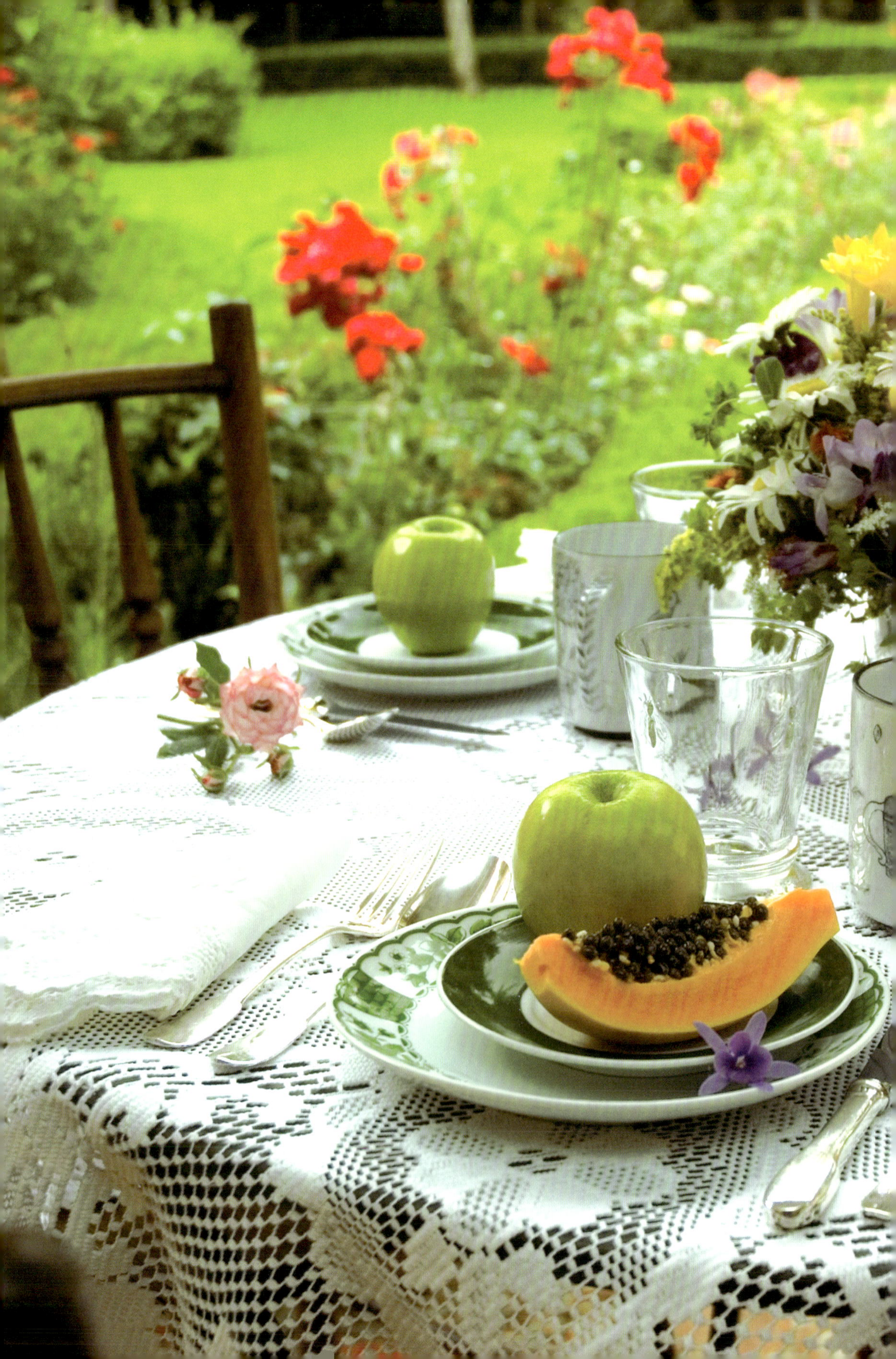

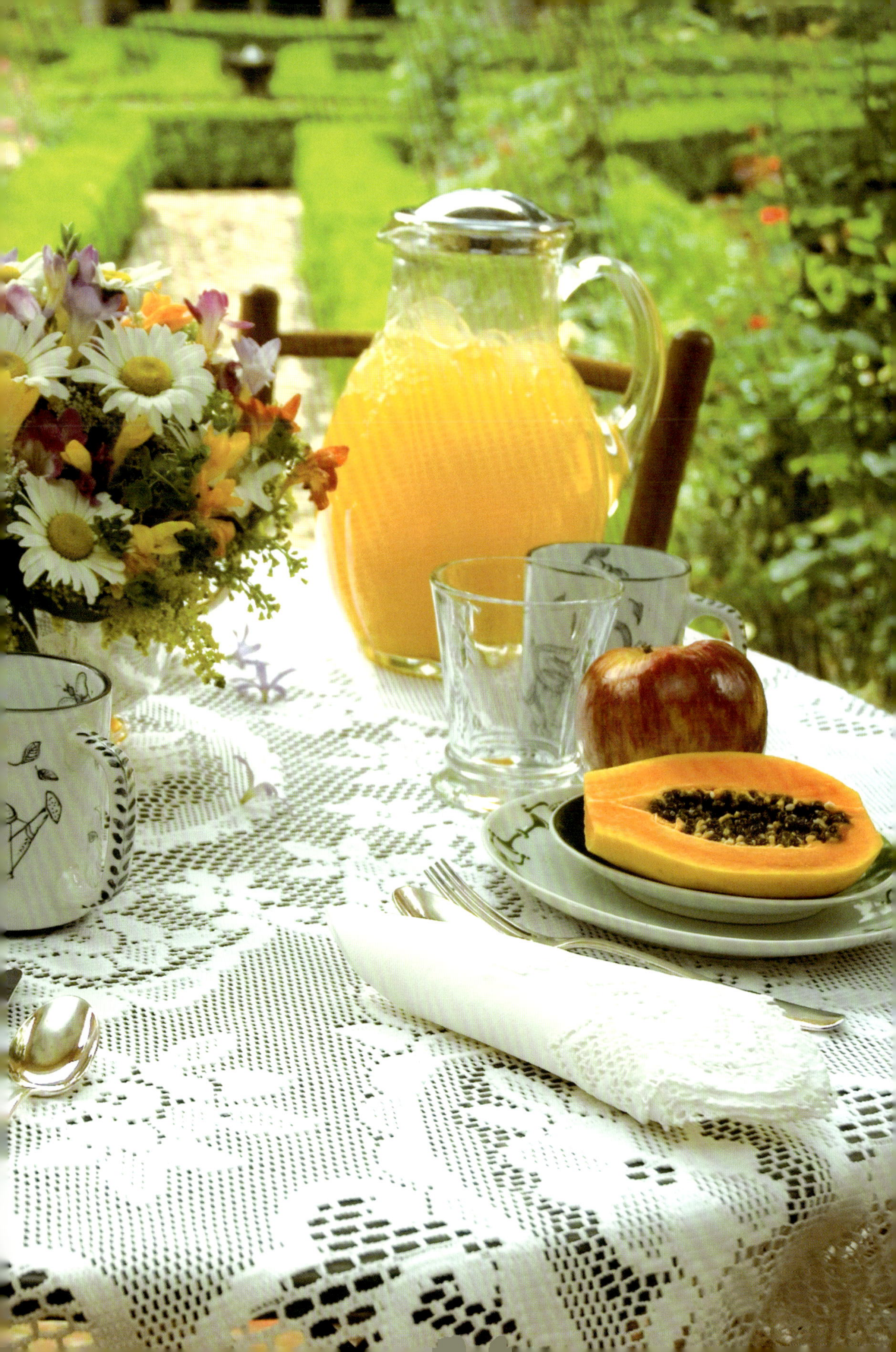

Os cuidados são simples:

- Manter a cozinha sempre limpa.
- Não deixar acumular gordura.
- Guardar alimentos em recipientes hermeticamente fechados.
- Boa ventilação.
- Manter o piso sempre limpo.
- Manter a pia limpa (não deixar grande quantidade de coisas para lavar).
- Manter panelas areadas.
- Não deixar resíduos de alimentos em outros cômodos da casa.
- Adotar hábitos de higiene e limpeza no local do preparo dos alimentos e nos outros locais da casa.
- Nos dormitórios, trocar a roupa de cama freqüentemente.
- Substituir travesseiros com freqüência.
- Deixar o sol entrar em casa.
- Higiene e limpeza são os mais eficazes instrumentos contra o ácaro.
- Para quem lida com cozinha, dicas de higiene que ajudam a evitar a formação de colônias de ácaros:
  - nada de cabelos soltos;
  - unhas cortadas;
  - lavar as mãos sempre que entrar na cozinha.
- Pano de prato usado é fonte de sujeira, formadora de colônias de ácaros.

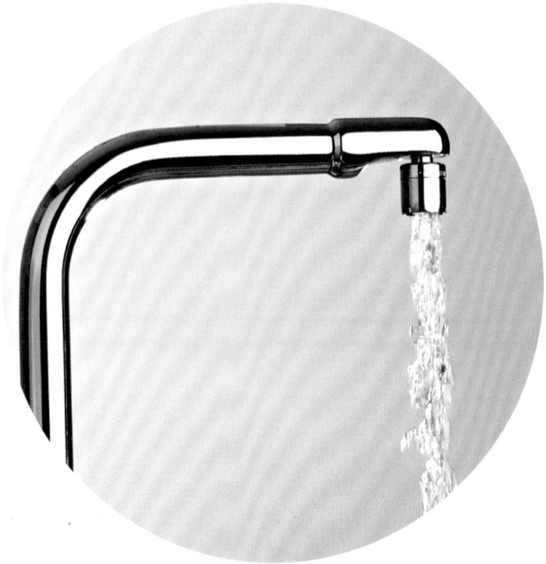

JEJUM

"É do estômago que vem a doença, por isso o jejum é o melhor remédio."
(Maomé)

Seu organismo será devidamente higienizado na medida em que forem excluídos materiais mórbidos, tóxicos, ácidos, corrosivos e inorgânicos da alimentação e do uso diário.

Quanto maior o grau da limpeza de um organismo vivo, mais alto será o nível da saúde em geral: vigor, energia, disposição e lucidez mental.

Até o meio-dia, o corpo tem o tempo de excreção (liberação de resíduos nocivos). Portanto, o café-da-manhã não é uma necessidade biológica, é um hábito. A prova disso é que se requer jejum para os exames laboratoriais.

As substâncias que provocam fadiga e que são estéreis e nocivas são, em sua maioria, eliminadas pela urina.

Quando se faz jejum matinal, tomando só água pela manhã, o organismo nada retém de nocivo e elimina 100% das substâncias inúteis, segundo pesquisas dos cientistas norte-americanos Suwery e Nishi.

O descanso é fator importante para a vida.

DEUS, O AUTOR DA VIDA, CUIDA DE CADA UM

Nos princípios e na filosofia terapêutica, deve-se incluir Deus no programa de cura. Três vezes ao dia, dedique uns três minutos para meditar e pedir ajuda da poderosa força espiritual realizadora de milagres que o Criador coloca ternamente à nossa disposição.

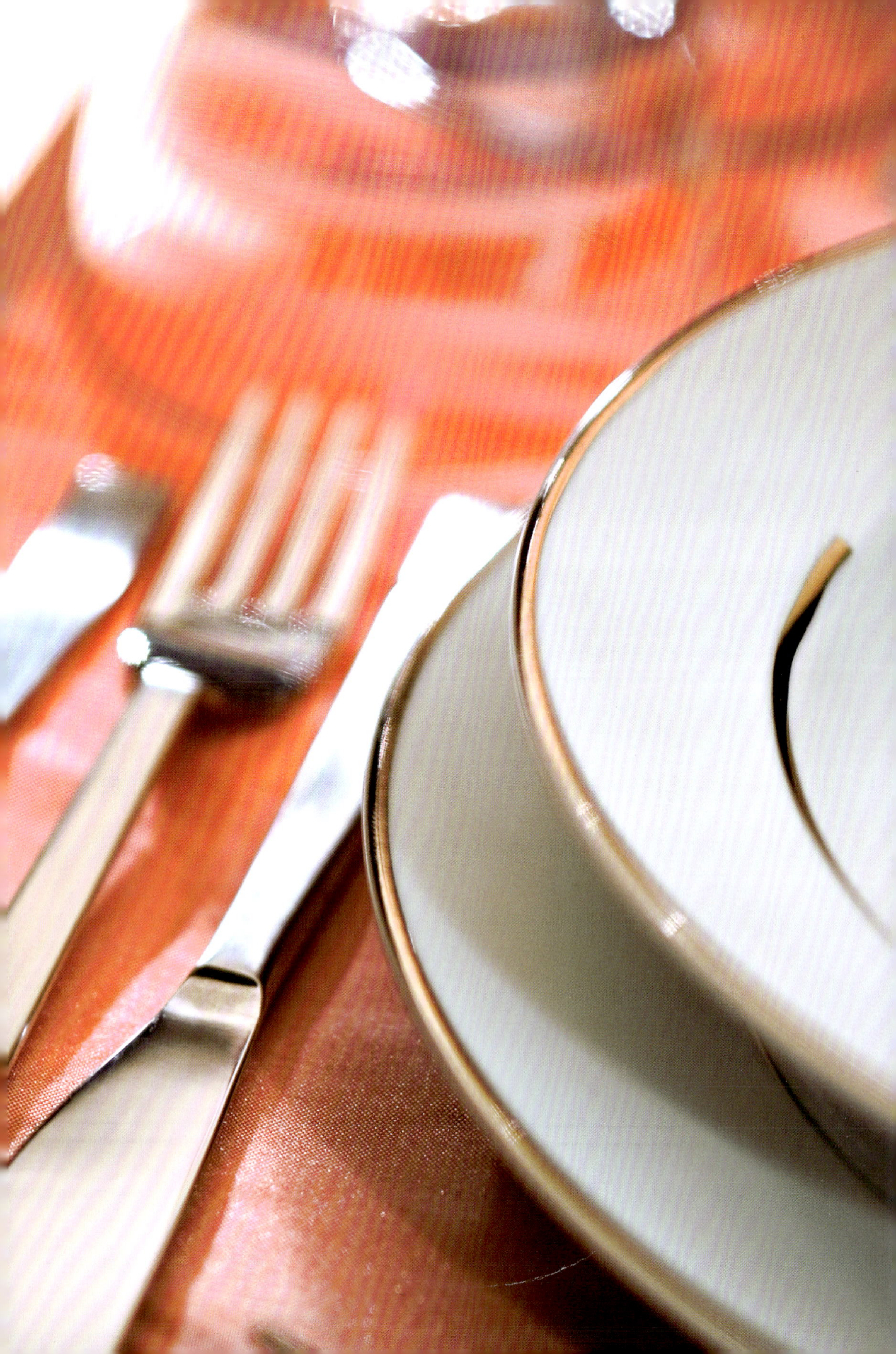

CURIOSIDADES

GARFOS, DEDOS E *HASHI*

O mundo está dividido em pessoas que se alimentam com as mãos, com garfos e com *hashi* (pauzinhos).

A maior parte das pessoas que comem com garfo está na Europa e nas Américas. As que comem com pauzinhos estão, em sua maioria, no leste da Ásia. No Oriente Médio, Índia, Indonésia e África, estão as pessoas que comem com as mãos.

Para cada duas pessoas que comem com os dedos e palitinhos, uma come com garfo e faca. Historicamente, os que comem com o garfo sempre foram minoria.

As pessoas vêm comendo com as mãos na maior parte da existência humana. Cerca de três séculos atrás, a maioria dos europeus ocidentais ainda usava os dedos para levar o alimento à boca.

O historiador francês Fernand Braudel conta de um pregador alemão que viveu na Idade Média. Ele pensava que o garfo era algo do demônio, e chamava o talher de "luxo diabólico". Pregava do seu púlpito dizendo aos fiéis que "se quisesse que nós usássemos tais instrumentos, Deus não nos teria dado mãos".

Garfos e pauzinhos ganharam popularidade porque tornaram mais fácil o consumo de comida quente.

Antes desses instrumentos, as pessoas costumavam comer com o auxílio de um pequeno pedaço de pão.

De acordo com o professor Chang, da Universidade de Harvard, a comida chinesa é servida em pequenas porções, eliminando a necessidade de talheres para cortá-la. Só é necessário levá-la à boca – e os dois pauzinhos (*hashi*, em japonês, ou fachi, em português) surgiram para suprir essa necessidade. Alguns dos mais antigos datam de doze séculos antes de Cristo.

O garfo foi usado por muitos anos na Europa e parte do Oriente como utensílio de cozinha. Os primeiros garfos tinham apenas dois dentes: funcionavam para espetar a comida. Mas o hábito de usá-los à mesa não foi incorporado imediatamente. Só a partir do século X, na época do império bizantino, ele começou a ser de utilidade geral. A primeira ilustração que mostra o seu uso em refeições está num manuscrito no mosteiro de Montecassino, na Itália, datado de 1022.

Muitos membros da realeza da era Moderna resistiram ao uso do garfo e preferiam comer com as mãos. Foi o caso de Elizabeth I, da Inglaterra, e Luiz XIV, da França.

Uma norma de 1897 – há pouco mais de 200 anos – proibia os marinheiros britânicos de comerem com garfo e faca, pois seu uso era considerado inumano.

O hábito de comer com as mãos não só resistiu à passagem do tempo como, acreditam alguns estudiosos, pode estar voltando. Não só pelo aparecimento do *fast-food*, mas porque nos locais de maior taxa de natalidade do planeta não se usa garfo.

Na maior parte dessas áreas, apenas as pessoas ocidentalizadas vêem o garfo como símbolo de *status* e continuam a usá-lo. Com isso, o costume de comer com as mãos aumenta, a cada nova geração.

Qual a melhor maneira de levar a comida à boca?

Há muita discordância sobre o assunto. Aqueles que usam um utensílio sempre vêem quem não usa como não-civilizado ou mesmo como um bárbaro.

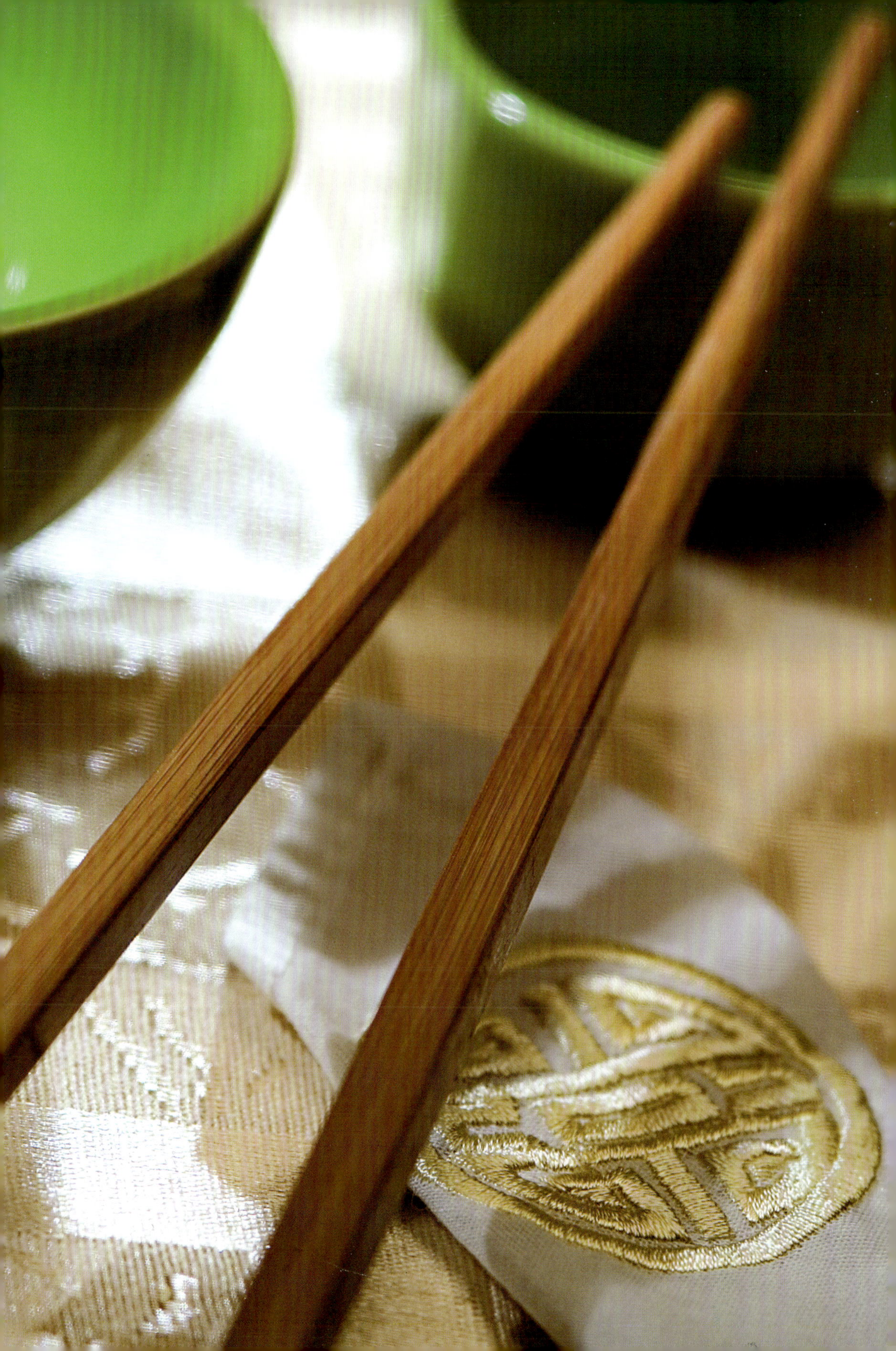

E qualquer um que já tenha comido numa mesa formal arrumada elaboradamente com diferentes tipos de garfos, colheres e facas pode concordar com Oscar Wilde quando este disse: "O mundo foi minha ostra, mas usei o garfo errado".

A COMIDA DA SORTE

"Dizer que a comida traz boa sorte é uma maneira de controlar o ambiente e o destino de alguém", disse Nan Rothschild, professora de antropologia em Barnard, na Universidade de Columbia, nos Estados Unidos.

A noção de comer para mudar o destino e a sorte data da Babilônia e das primeiras receitas conhecidas do mundo.

No começo de cada ano, muitas sociedades acreditam nos poderes mágicos de alguns alimentos. Os símbolos são simplistas e as aspirações envolvem ganhos pessoais em abundância e saúde.

Nos Estados Unidos, por exemplo, acredita-se que uma caçarola de arroz e feijão-preto, receita nova-iorquina conhecida como Hoppin'John, traga prosperidade – embora não se saiba ao certo o porquê. Alguns teorizam que comer um pouco dessa mistura de digestão longa simboliza que a pessoa não passará fome durante o ano que se inicia.

Na Itália, o ritual da sorte e da fortuna na passagem do ano é comer lentilhas. Ou então, *chiaccherie*: bolinhos fritos com mel, parecendo lentilhas.

Dessa forma, o ano-novo não será apenas próspero, mas também doce. Na região do Piemonte, a sorte encontra o seu símbolo no risoto coberto com queijo *fontina*, que é símbolo da fertilidade. Em Roma, amigos trocam figos secos banhados no mel. No sul da Itália, há quem prefira preparar uma lasanha recheada com queijo ricota coberta com molho de tomate.

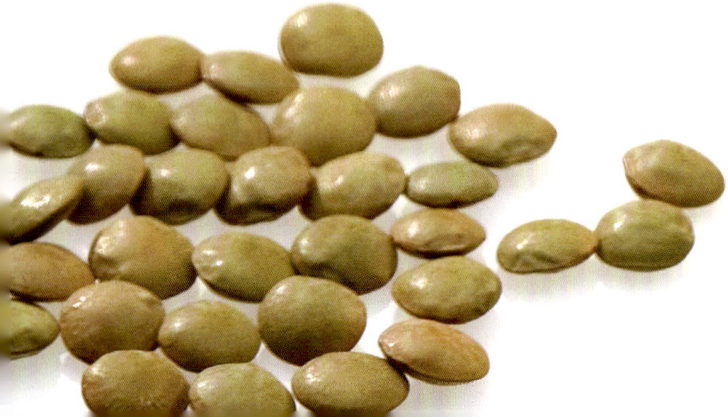

Os gregos fazem um pão especial chamado *vasilopita* e enterram uma moeda dentro. Quem encontrá-la terá riqueza; afirma a escritora Diane Kochilas, em seu livro *The Food and Wine of Greece*, editado pela St. Martin's Press (Nova York, 1990).

No Japão, as pessoas comem *noodles* (macarrão japonês). Na Espanha, é costume comer 12 uvas nos últimos segundos do ano que acaba. Na Índia, as pessoas tomam um caldo quente e doce.

O que liga esses talismãs de ano-novo é a noção, aparentemente universal, de que as atitudes e os alimentos na passagem do ano podem determinar tudo o que vai acontecer. "É como se renascêssemos no ano-novo. E, o que quer que façamos no primeiro dia, vai afetar o resto do ano", diz Jack Santino, professor de folclore popular da Universidade de Ohio, nos Estados Unidos.

Santino conta que na comunidade rural de Bowling Green, Ohio, onde a maioria das famílias é de ascendência alemã, a tradição de ano-novo é *sauerkraut* (repolho azedo) e carne de porco. De acordo com alguns folcloristas, a preferência pela carne de porco é porque eles não ciscam nem "andam para trás", como as galinhas.

Francis Cattermole-Tally, autor norte-americano de livros sobre folclore ocidental, afirma que muitos americanos comem arenque porque esse peixe nada em cardumes numerosos. Isso seria um símbolo de abundância.

"Coma arenque e você terá fartura por todo o ano", parece ser a lógica.

De fato, peixe é uma pedida favorita do ano-novo.

Peixes nadam para a frente e a crença diz: as pessoas que comem peixe vão progredir.

Na China e no Japão, o trocadilho é importante nas comidas de sorte. Por exemplo, a palavra *yu* significa peixe, enquanto seu homófono significa "muito mais" e "abundância".

Para os japoneses, o feijão-preto é um alimento de ano-novo, porque simboliza muito trabalho e diligência.

Outro costume popular é comer o macarrão *Toshikoshisoba*, à meia-noite, quando os sinos no Japão tocam 108 vezes para livrar o mundo do mal. Esse macarrão extremamente longo é sugado pela boca. Não deve ser cortado, seguindo a teoria que quanto mais longo for o macarrão, mais longo e melhor será o ano entrante.

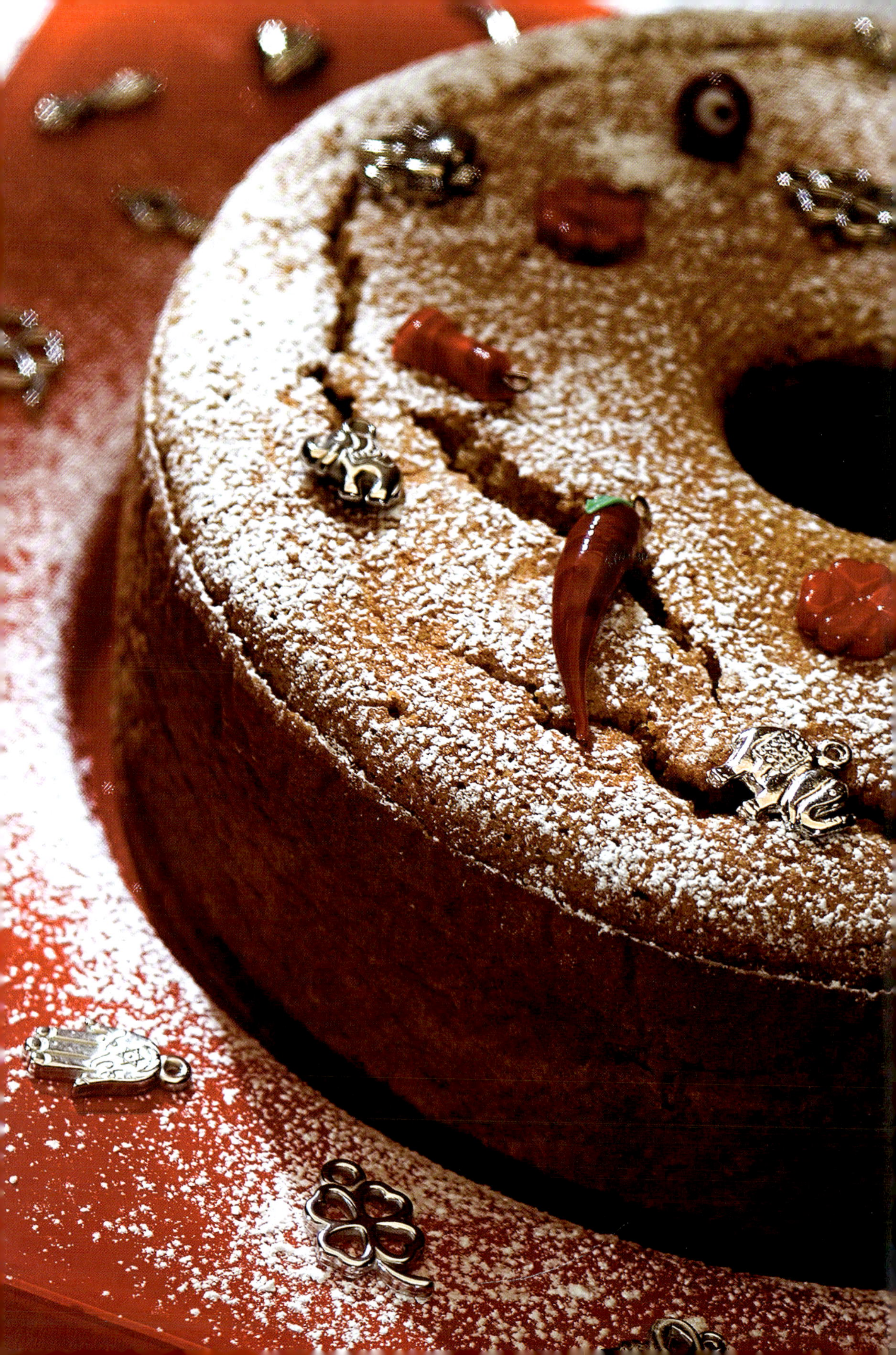

Na Irlanda, o ano-novo celta, tradicionalmente em primeiro de novembro, é celebrado com o bolo *barmbrack*. Ele é recheado com pequenos símbolos dedicados à fortuna de cada um para o ano que se aproxima. Os convidados não sabem quais dos agrados irão receber; por exemplo, um anel significa casamento; um botão, formatura e carreira; um trapo poderá predizer pobreza; um dedal, solteirice; uma moeda, fartura e riqueza.

"Na Irlanda a sorte não é como nas diversas partes do mundo", diz Malachy McCormck, autor do livro: *Irish Country Cooking* (*A culinária Irlandesa – Clakson Poter*); ele diz que sua mãe preparava "aquele" bolo na sua juventude.

Na Índia, as celebrações do ano-novo no fim de outubro e no começo de janeiro centralizam-se em nada mais do que uma mistura e equilíbrio de sabores: *Classic Indian Cooking* (Julie Sahni, editora Morrow).

Appam, um tradicional bolo feito de farinha de arroz, coco, leite e uma espécie de palmeira *sap* que é servido com um caldo frio chamado *barfi*.

Ambos simbolizam o desejo de que a vida seja doce.

Mas, Sahni cita outros pratos, como a sopa *mulligatawny* (é boa para bebedeira) com *chutney* de manga verde, que são doces, quentes e apimentados.

São servidos também porque num banquete devem ser incluídos sabores que sejam ao mesmo tempo doces, salgados, ácidos e apimentados (quentes).

A idéia é servir alguma coisa que traga mais sabores à boca, com a esperança de que a vida trará muitos elementos de prazer e dor. E você deve encarar numa "boa", diz Sahni.

ANOTAÇÕES